DE L'EMPLOI DES PROCÉDÉS DE LABORATOIRE

DANS LE DIAGNOSTIC PRATIQUE

DE LA FIÈVRE TYPHOÏDE CHEZ L'ENFANT

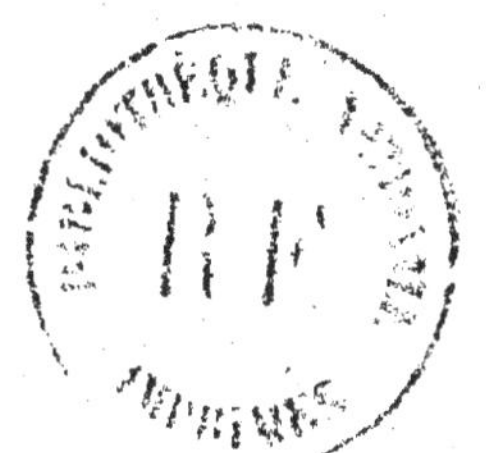

PAR

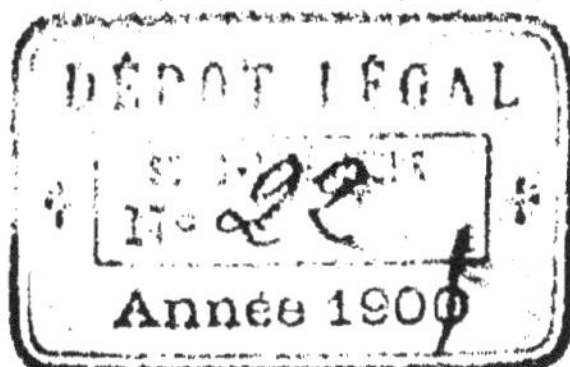

Le Dr Jean MASBRENIER

Ancien interne des hôpitaux de Paris

PARIS

G. STEINHEIL, ÉDITEUR

2, RUE CASIMIR-DELAVIGNE, 2

1900

DE L'EMPLOI DES PROCÉDÉS DE LABORATOIRE

DANS LE DIAGNOSTIC PRATIQUE

DE LA FIÈVRE TYPHOÏDE CHEZ L'ENFANT

DU MÊME AUTEUR

Note sur deux cas de méningite tuberculeuse de l'adulte, avec aphasie motrice sans paralysie. *Bulletins de la Société anatomique*, octobre 1897 et janvier 1898.

Anévrysme entre l'aorte et l'artère pulmonaire, consécutif à une endocardite infectieuse résultant d'un avortement (pièce du musée Dupuytren). *Bulletins et mémoires de la Société obstétricale et gynécologique de Paris*, 21 avril 1898.

Inversion des organes thoraciques et abdominaux chez un fœtus. *Bulletins et mémoires de la Société obstétricale et gynécologique de Paris*, 12 mai 1898.

Déformations de la tête fœtale et absence de ballottement céphalique dans un cas de présentation du siège avec oligoamnios. *Bulletins et mémoires de la Société obstétricale et gynécologique de Paris*, 12 mai 1898.

L'hospitalisation des tuberculeux à l'asile spécial de Londres. *Presse médicale*, 9 juillet 1898.

Craniectomie pour hémiplégie incomplète supposée d'origine traumatique et due à une méningite tuberculeuse. *Gazette hebdomadaire de médecine et de chirurgie*, 25 février 1899.

Traitement du delirium tremens par les injections sous-cutanées de sérum artificiel. *Presse médicale*, 24 janvier 1900.

IMPRIMERIE A.-G. LEMALE, HAVRE

DE L'EMPLOI DES PROCÉDÉS DE LABORATOIRE

DANS LE DIAGNOSTIC PRATIQUE

DE LA FIÈVRE TYPHOÏDE CHEZ L'ENFANT

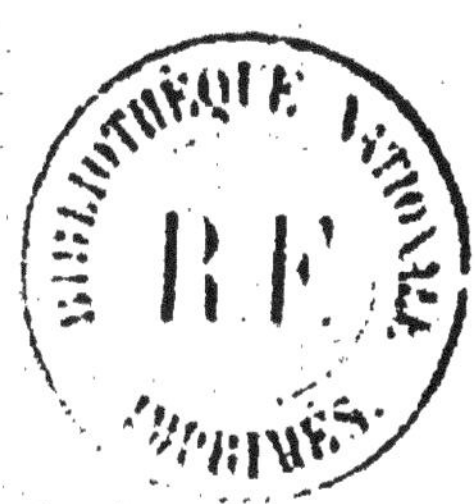

PAR

Le Dr Jean MASBRENIER

Ancien interne des hôpitaux de Paris

PARIS

G. STEINHEIL, ÉDITEUR

2, RUE CASIMIR-DELAVIGNE, 2

1900

A MON PÈRE

LE DOCTEUR L. MASBRENIER

Médecin en chef de l'hôpital de Melun

A LA MÉMOIRE DE MON GRAND-PÈRE

LE DOCTEUR ÉDOUARD BODY

A MES MAITRES DANS LES HOPITAUX

Externat.

1893-94. Hôpital Necker. — MM. LEJARS, RICARD et ROUTIER

1894-95. Hôpital de la Charité. — MM. BROUARDEL, RICHARDIÈRE, CHARRIN, LABADIE-LAGRAVE

1895-96. Hôpital Laënnec. — M. MERKLEN

Internat provisoire.

1896-97. Hôpital Broca, Institution Sainte-Périne, Hôpital Ricord. — MM. DE BEURMANN, GIRAUDEAU et A. RENAULT

Internat.

1897-98. Charité. — M. OULMONT

1898-99. Maternité, Hôp. Trousseau. — MM. PORAK, POTOCKI, BR

1899-1900. Cochin. — M. QUÉNU

1900. Trousseau. — M. RICHARDIÈRE

A MES MAITRES DE L'INSTITUT PASTEUR

MM ROUX, METCHNIKOFF, BORREL et JEAN BINOT

A MON PRÉSIDENT DE THÈSE

MONSIEUR LE PROFESSEUR HUTINEL

Membre de l'Académie de médecine.
Médecin de l'Hospice des Enfants-Assistés,
Chevalier de la Légion d'Honneur,

A ceux de mes collègues et amis qui m'ont aidé à réunir les éléments du présent travail.

DE L'EMPLOI DES PROCÉDÉS DE LABORATOIRE

DANS LE DIAGNOSTIC PRATIQUE

DE LA FIÈVRE TYPHOIDE CHEZ L'ENFANT

INTRODUCTION

Les recherches qui font l'objet du présent travail reconnaissent pour point de départ les discussions auxquelles a donné lieu récemment, en particulier à la *Société de Pédiatrie de Paris*, la valeur diagnostique de la réaction de Widal dans la fièvre typhoïde de l'enfant.

L'épidémie actuelle, si intense qu'à une époque de l'année nous avons eu en traitement vingt cas de dothiénentérie dans une seule salle de vingt lits de l'hôpital Trousseau, nous rendait la besogne relativement facile.

Nous avons cru devoir dans cette thèse passer tout d'abord en revue les principaux symptômes de la fièvre typhoïde de l'enfant, en insistant sur quelques anomalies fréquentes et sur les circonstances capables de rendre parfois le diagnostic clinique singulièrement délicat, sinon tout à fait impossible.

Nous avons ensuite exposé les différentes méthodes de laboratoire (uro-diagnostic, diazo-réaction d'Ehrlich, recherche du bacille d'Eberth dans le sang et dans les selles) susceptibles de venir en aide à la clinique dans les cas embarrassants. Mais nous avons principalement traité la question du diagnostic de la dothiénentérie par la recherche de la réaction agglutinante et par l'examen des préparations de sang frais.

Nous avons essayé de préciser, en nous basant sur les principaux travaux parus dans ces dernières années, et aussi sur nos propres examens, les différences qui semblent exister entre la réaction agglutinante telle qu'elle apparaît chez l'adulte, et celle qu'on observe dans l'enfance ; nous avons essayé surtout de déterminer l'époque de son apparition et celle de sa disparition.

Nous pensons n'avoir pas fait œuvre complètement inutile en consignant ici le résultat de nos examens ; mais nous ne nous dissimulons pas que la question ne saurait être complètement élucidée que le jour où l'on pourra réunir un grand nombre de courbes agglutinantes semblables à celles que MM. Widal et Paul Courmont, en particulier, ont bien étudiées chez l'adulte.

Nous avons abordé aussi, au point de vue de sa technique et des secours qu'elle peut rendre au clinicien, l'étude de la fibrino-réaction qui, bien qu'incapable, à notre avis, de remplacer en aucune façon la réaction de Widal, nous a paru concourir très utilement à débrouiller les cas les plus embarrassants.

Nous avons enfin examiné rapidement la question de la leucocytose dans la fièvre typhoïde.

Dans tout le cours de ce travail nous avons eu surtout en vue les méthodes simples et facilement applicables dans les conditions de la pratique journalière, c'est-à-dire en dehors de l'hôpital et loin des grands laboratoires.

Les observations consignées à la fin de notre thèse ont trait :

1° A 26 malades entrés à l'hôpital dans les dix premiers jours de leur fièvre typhoïde et chez lesquels la réaction agglutinante fut recherchée systématiquement ;

2° A 1 cas de séro-réaction retardée, sinon nulle, chez une fillette de deux ans ;

3° A 14 malades guéris depuis au moins un mois de leur dothiénentérie et examinés également au point de vue du pouvoir agglutinant de leur sérum ;

4° A 3 cas de fièvre typhoïde survenus chez des tuberculeux, et dont le diagnostic ne put être fait que par la réaction de Widal ;

5° A un certain nombre d'affections diverses que, seul, l'emploi simultané de la fibrine-réaction et de la réaction agglutinante permit de diagnostiquer.

Nous remercions ici MM. Netter et Josias, ainsi que nos collègues Émile Weil et A. Ball, qui nous ont laissé poursuivre nos recherches sur un grand nombre de malades de leurs services et qui ont bien voulu nous en communiquer les observations.

Le Dr Thiercelin a bien voulu nous initier à la technique du fibrine-diagnostic, et nous lui savons gré de ses utiles conseils.

Nous remercions surtout M. le Dr Richardière dont nous

avons été l'externe et l'interne et dans le service duquel la plupart de nos observations ont été prises : nous ne saurions oublier qu'il s'est montré pour nous autant un ami qu'un maître, et que ses sages et affectueux avis nous ont guidé dès le début de nos études médicales.

CHAPITRE PREMIER

Symptomatologie de la fièvre typhoïde chez l'enfant.

Lorsqu'au début de ce siècle les recherches anatomo-pathologiques et cliniques de Louis, de Bretonneau, de Chomel, d'Andral et de Cruveilhier eurent établi sur des bases indiscutables l'existence de la fièvre typhoïde comme entité morbide, celle-ci fut regardée d'abord comme une maladie rare chez l'enfant. Peu à peu, cependant, on se rendit compte de sa fréquence; mais, en dépit des travaux multiples auxquels donna lieu la dothiénentérie infantile, sa symptomatologie présente des différences assez sensibles dans les descriptions des divers auteurs et maintes particularités n'ont pu être élucidées que depuis les travaux bactériologiques de ces dernières années. Nous verrons en effet qu'il existe nombre de formes frustes que l'absence d'un symptôme pathognomonique rendait absolument impossible à diagnostiquer; c'est l'absence de criterium spécifique qui fait que Rilliet et Barthez, tout en admettant la possibilité de la fièvre typhoïde chez les sujets au-dessous de deux ans, n'osent se prononcer catégoriquement. D'ailleurs, ce n'est que tout récemment que la réaction de Widal a permis d'établir d'une façon irréfutable l'existence de la fièvre typhoïde de la première enfance; nous dirons quelques mots ultérieurement de ce point particulier de notre sujet, nous bornant ici à passer en revue les principaux symptômes de la dothiénentérie chez les enfants au-dessus de 2 ans. Nous verrons que, si les allures de la maladie pendant la seconde enfance et à l'âge adulte présentent beaucoup de points communs, d'autant plus nombreux qu'il s'agit de sujets plus avancés en âge, il existe pourtant entre ces deux formes de notables différences; d'autre part, nous verrons combien la fièvre typhoïde chez l'enfant est variable dans sa marche et qu'il n'est pour ainsi dire point de symptôme clinique sur la constance duquel on puisse se baser pour établir un diagnostic. Un premier point à noter est le peu de cas que l'on doit souvent faire des commémoratifs : l'adulte, du moins pendant les premiers jours de sa maladie, fournit à celui qui l'interroge des renseignements circonstanciés; l'enfant, au contraire, attire l'attention sur des symptômes très secondaires, et tend souvent à égarer le diagnostic par ses réponses, à moins d'ailleurs qu'il ne réponde pas du tout. Lorsqu'on peut obtenir des renseignements de l'entourage, il est nécessaire encore de les admettre sous toutes réserves et mieux vaut parfois essayer d'obtenir des réponses nettes à quelques questions précises, ce qui est loin d'être toujours facile.

Le mode de début de la fièvre typhoïde est des plus variables; souvent, comme chez l'adulte, il y a un état de malaise qui va en s'accentuant et la température s'élève progressivement; mais dans bien des circonstances le début est brusque et la plupart des auteurs sont d'accord pour admettre que les lois de Wunderlich, généralement applicables aux adultes, sont très fréquemment en défaut chez l'enfant. A l'inverse également de ce qui a lieu chez l'adulte, les vomissements sont fréquents au début de la dothiénentérie de l'enfance ; ils n'ont d'ailleurs aucune valeur, car il n'est guère d'affection fébrile à cet âge où ils ne puissent exister. Quant aux épistaxis, c'est un symptôme fréquent, sauf avant quatre ou cinq ans, mais qui n'a qu'une importance secondaire.

A la période d'état, le symptôme le plus constant est la fièvre ; si celle-ci constitue, il est vrai, un mode de réaction banal et si l'on peut observer, surtout chez les sujets très jeunes, des élévations de température passagère à la suite d'une indigestion ou d'une fatigue un peu excessive, il n'en est pas moins certain qu'elle acquiert une grande importance lorsqu'elle persiste au delà de deux ou trois jours sans s'accompagner de troubles locaux qui suffisent à l'expliquer. Aussi la température doit-elle être prise avec tout le soin possible, dans le rectum plutôt que dans l'aisselle. D'ordinaire elle oscille entre 39 et 40, mais il est assez fréquent d'observer des ascensions à 40,5 ou 41, et il ne faut pas oublier, d'autre part, la possibilité de formes à peu près, sinon tout à fait apyrétiques. L'accélération du pouls n'est pas absolument constante ; elle est, lorsqu'elle existe, plus marquée que chez l'adulte ; quant au dicrotisme, on peut le rencontrer, mais généralement à une période assez avancée de la maladie.

Un des traits particuliers de la fièvre typhoïde de l'enfant est le peu de réaction du système nerveux dans les formes les plus ordinaires ; il est surprenant de voir à quel point des températures de 39,5 ou 40 sont bien supportées, et nous avons vu beaucoup de nos petits malades arrivés à la période d'état continuer à s'occuper de ce qui se passait autour d'eux et parfois demeurer assis sur leur lit, s'amusant avec un jouet.

Le délire n'est cependant pas rare et il n'est pas exceptionnel de constater, dans certains cas, des douleurs de tête violentes, une agitation extrême et parfois un léger degré de strabisme faisant songer à la possibilité d'une méningite.

Les vertiges et les bourdonnements d'oreille, lorsqu'ils existent, sont généralement méconnus, l'enfant étant rarement capable de rendre un compte exact de ces phénomènes subjectifs.

L'aspect de la langue fournit souvent au clinicien des renseignements précieux ; mais, sauf chez les sujets déjà grands et dans les formes graves, elle n'est presque jamais rôtie ; d'ordinaire, elle se recouvre d'un enduit blanc sale, tandis que la pointe et les bords sont desquamés ; dans quelques cas même, la desquamation s'étend à une portion plus ou moins grande, ou même à la totalité du dos de la langue qui prend alors le même aspect vernissé que dans la scarlatine. Les dents présentent rarement un enduit fuligineux, mais, en revanche, les lèvres sont très souvent sèches, fendillées et plus ou moins sanguinolentes.

Les taches rosées, encore qu'on les ait signalées au cours de la granulie, constituent l'un des signes objectifs les plus précieux de la dothiénentérie ; mais elles sont loin d'être constantes. D'après Rilliet et Barthez, elles existeraient chez l'enfant dans les trois quarts des cas, dans les deux tiers seulement d'après Cadet de Gassicourt et d'après

Marfan. Mme Rivoire (1), qui a étudié minutieusement dans sa thèse 105 cas de dothiénentérie lors de l'épidémie de Marseille de 1897, n'a trouvé de taches rosées que 58 fois, c'est-à-dire dans un peu plus de la moitié des cas.

De plus, les taches n'apparaissent guère avant le cinquième ou le sixième jour, bien que Marfan ait noté leur précocité un peu plus grande que chez l'adulte.

Les symptômes thoraciques de la fièvre typhoïde sont généralement moins accentués chez l'enfant que chez l'adulte, et dans un septième des cas, d'après Rilliet et Barthez, les râles et la toux feraient totalement défaut.

La constipation n'est point rare dans la fièvre typhoïde infantile. Rilliet et Barthez, Cadet de Gassicourt, Jules Simon, Marfan signalent cette particularité et, pour notre compte, nous l'avons notée souvent. Cette constipation, d'ailleurs, n'est persistante que dans un nombre de cas assez restreint et fait généralement suite, au bout d'une huitaine de jours, à de la diarrhée. Celle-ci n'a pas toujours les mêmes caractères que chez l'adulte; la teinte ocreuse habituelle peut faire défaut et la coloration verte existe dans un certain nombre de cas (Mme Rivoire l'a signalée 14 fois, et aussi fréquemment dans la seconde enfance que dans le premier âge).

Quant à l'examen de la rate, il est souvent négatif. Si, en effet, la palpation dans un certain nombre de cas permet de sentir assez nettement au-dessous du rebord costal la rate tuméfiée, fréquemment la palpation et surtout la percussion sont sans résultats.

(1) Rivoire. *La fièvre typhoïde chez les enfants.* Thèse Montpellier, 1898.

Rilliet et Barthez, sur 44 malades, signalent 26 cas où l'exploration est restée négative. De plus ce n'est guère, d'après ces auteurs, que du 7e au 20e jour que l'on pourrait constater la tuméfaction splénique. Ajoutons que lorsque celle-ci existe, elle ne saurait constituer qu'un signe de présomption.

En résumé, nous voyons donc que les allures de la fièvre typhoïde dans la seconde enfance diffèrent très notablement des allures de la fièvre typhoïde de l'adulte ; que ces allures elles-mêmes sont essentiellement variables.

Parmi tous les symptômes que nous venons d'énumérer, s'il en est quelques-uns, comme les taches rosées, qui sont presque pathognomoniques, il n'en est aucun, pas même la fièvre, dont la constance soit absolue. De plus, les plus caractéristiques de ces symptômes ne font guère leur apparition qu'à la fin du premier septénaire, si bien que, dans nombre de cas, le clinicien se trouve dans l'impossibilité de réunir assez d'éléments pour établir un diagnostic ferme. A moins poutant qu'il ne demande au laboratoire de lui venir en aide, auquel cas nous pensons que dans la plupart des circonstances, après une courte période d'observation, il lui sera possible de sortir d'embarras.

CHAPITRE II

Les principales affections difficiles à différencier cliniquement de la fièvre typhoïde.

Si l'on voulait énumérer toutes les maladies qui ont pu ou qui peuvent être confondues avec la fièvre typhoïde, il faudrait passer en revue plus de la moitié de la pathologie; nous nous bornerons à examiner rapidement quelques affections que le clinicien a, pour ainsi dire, journellement à différencier de la dothiénentérie, et nous insisterons sur certaines difficultés que souvent l'examen le plus consciencieux du malade ne permet pas de vaincre.

Nous devons tout d'abord éliminer les fièvres éruptives auxquelles le praticien doit tout d'abord songer lorsqu'il se trouve en présence d'un petit malade fébrile; mais ces fièvres éruptives, rougeole, variole ou scarlatine, ont chacune à leur période prodromique une symptomatologie particulière et, de plus, cette période prodromique étant de courte durée, il suffira généralement, si l'on hésite, de se tenir sur la réserve et d'attendre un jour ou deux avant de formuler un diagnostic.

Nous éliminerons ensuite toutes les maladies locales fréquentes auxquelles on doit toujours penser chez les sujets jeunes et que l'on ne méconnaît souvent que par suite d'un examen incomplet. De ce nombre sont les angines, l'appendicite, l'ostéomyélite et les affections pulmonaires, broncho-pneumonie et surtout pneumonie lobaire.

Cependant, il ne faut pas se dissimuler que le diagnostic de ces affections est loin d'être toujours aisé. D'une part, elles peuvent être des modes de début ou des complications d'une dothiénentérie et, d'autre part, il est des particularités de leur évolution qui peuvent induire en erreur. Pour ce qui est de la pneumonie en particulier, M. Marfan (1), dans une leçon récente, a insisté sur certains détails de sa symptomatologie propres à dérouter les cliniciens. Nous avons vu que, comme la pneumonie, la fièvre typhoïde de l'enfant avait assez souvent un début brusque ; d'autre part, il est presque de règle que l'enfant atteint de pneumonie, au lieu d'accuser un point de côté thoracique, se plaigne du ventre. Joignons à cela que la diarrhée n'est pas rare et que, presque toujours, avant neuf ou dix ans, l'expectoration fait défaut, si bien qu'on n'a guère pour se guider que l'habitus général de l'enfant, la dyspnée et les signes physiques.

L'habitus général, le facies vultueux de l'enfant constituent des signes précieux, mais d'appréciation quelquefois délicate ; la dyspnée est quelquefois peu prononcée et d'autre part elle existe assez souvent, même sans signes stéthoscopiques marqués, au cours de la dothiénentérie. Restent les signes physiques : or, premièrement, le souffle et les râles apparaissent souvent d'une façon tardive, souvent, d'après Marfan, après quatre jours et quelquefois

(1) MARFAN. Formes communes de la pneumonie infantile. *Semaine médicale*, 24 janvier 1900.

au moment de la défervescence ; en second lieu, le point où la percussion et l'auscultation peuvent révéler l'existence d'un foyer est parfois difficile à découvrir, et la connaissance des localisations anormales les plus fréquentes (bord scapulaire de l'omoplate, sommet de l'aisselle) n'empêche pas toujours d'en méconnaître l'existence.

Nous verrons dans les cas difficiles de quel secours peut être l'emploi combiné de la réaction agglutinante et de la fibrine-réaction.

A côté de la pneumonie, nous devons mentionner la méningite tuberculeuse; les vomissements, la céphalée, la constipation sont, nous l'avons vu, des phénomènes fréquents dans les deux cas; il existe, à la vérité, des nuances : le mal de tête est dans la dothiénentérie moins intense, un purgatif a généralement raison de la constipation du début ; il n'en est pas moins vrai que dans bien des cas, en l'absence d'un phénomène de localisation caractéristique (paralysie oculaire ou contracture), le praticien restera fort perplexe. Or, le doute est plus cruel ici que dans la pneumonie, car encore que les classiques nous semblent avoir fort exagéré la bénignité de la fièvre typhoïde de l'enfant (la statistique de mortalité de 20 p. 100 de Mme Rivoire ne dépasse guère la plupart des moyennes qu'il nous a été donné d'observer), le pronostic est essentiellement différent dans les deux cas, et, ici encore, le laboratoire peut être d'une incontestable utilité pour éviter de grosses erreurs.

Nous en dirons autant de la granulie, si fréquente chez l'enfant qui, surtout dans les premières années, présente rarement des localisations tuberculeuses au niveau du poumon sans qu'il existe de granulations dans les autres organes, en particulier au niveau du foie et de la rate. Or, ici, à part quelques différences souvent bien légères (courbe thermique plus irrégulière ; période prodromique plus longue), le tableau symptomatique est le même et la clinique est souvent impuissante.

Il est une autre série de cas, d'ailleurs relativement fréquents, dans lesquels les erreurs de diagnostic sont la règle ; nous voulons parler des cas de fièvre typhoïde survenant chez des sujets atteints de tuberculose chronique soit médicale, soit chirurgicale. En pareille occurrence, on songe à la tuberculose aiguë, on se laisse parfois aller à émettre un pronostic fatal et l'on a la surprise de voir le malade redevenir apyrétique et parfois guérir de sa tuberculose après avoir guéri de sa dothiénentérie. On trouvera ici trois observations de cas analogues dans lesquels la séro-réaction a fait changer à la fois le diagnostic et le pronostic.

Enfin il ne faut pas oublier une éventualité heureusement rare qui est l'évolution simultanée de la fièvre typhoïde et de la granulie. MM. Guinon et Meunier (1) ont rapporté l'observation d'un de ces cas qui fut suivi d'autopsie et dans lequel on put constater des lésions tuberculeuses manifestes, alors que l'ensemencement de la rate donnait des cultures de bacilles d'Eberth. Le sérodiagnostic avait été positif. MM. Chantemesse et Ramond (2) signalent d'autre part un cas de méningite tuberculeuse à

(1) Guinon et Meunier. Du séro-diagnostic dans un cas de tuberculose aiguë et de fièvre typhoïde associées. *Soc. méd. des hôp.*, 2 avril 1897.

(2) Chantemesse et Ramond. Méningite tuberculeuse. Séro-diagnostic positif. Coïncidence de tuberculose et de fièvre typhoïde. *Soc. méd. des hôp.*, 11 juin 1897.

évolution classique dans le cours de laquelle la séro-réaction fut également positive. A l'autopsie on trouva, en même temps que des lésions de bacillose granulique, des ulcérations typhiques, et la présence du bacille d'Eberth put être constatée dans les ganglions mésentériques et au niveau d'infarctus pulmonaires.

D'autres cas moins complexes et d'observation journalière sont néanmoins souvent difficiles à étiqueter cliniquement. Nous n'insisterons pas sur la grippe qui s'accompagne en général de coryza et de symptômes nerveux plus accusés que ceux de la fièvre typhoïde, mais qui, dans certaines circonstances, revêt un aspect qui rend son diagnostic plus que délicat.

Reste enfin l'embarras gastrique dans lequel, il n'y a pas bien longtemps, étaient rangés nombre de cas de fièvre typhoïde authentiques; ces formes plus ou moins atténuées de l'infection éberthienne, assez communes en temps d'épidémie, ne sont pas cliniquement diagnosticables dans la plupart des circonstances, et cependant elles sont absolument distinctes, et par leur étiologie et par leur convalescence et par les complications graves auxquelles elles peuvent donner lieu, de l'embarras gastrique authentique dont seul le laboratoire permet de les différencier.

CHAPITRE III

La fièvre typhoïde de la première enfance.

L'étude clinique de la fièvre typhoïde de la première enfance est encore à faire et nous nous bornerons à une courte mention, ne possédant point sur cette question de données personnelles.

Nous n'avons, en effet, recherché systématiquement la séro-réaction que dans un nombre de cas assez restreint, chez des enfants au-dessous de deux ans atteints de diarrhées fébriles ou présentant simplement une élévation de température que nulle localisation morbide ne nous semblait suffisante à légitimer.

L'existence de la fièvre typhoïde du premier âge ne repose que depuis peu de temps sur des bases incontestables. Rilliet et Barthez, dans leur traité, citent plusieurs observations qui vraisemblablement doivent être rattachées à la dothiénentérie, mais ils n'osent se prononcer pour l'affirmative.

Depuis ces observations, beaucoup d'autres ont été publiées, mais il n'y a guère que celles de ces dernières années qui paraissent indiscutables en raison du contrôle bactériologique qu'il a été possible d'établir.

M. Marfan signale dans le *Traité des maladies de l'enfance* un certain nombre d'observations personnelles chez des enfants âgés respectivement de 9, de 15 et de 18 mois; il y ajoute un certain nombre d'indications bibliographiques et résume les traits cliniques communs à la plupart des cas. Ceux-ci lui semblent consister en quelques troubles méningitiques avec diarrhée légère et élévation thermique.

Les taches rosées seraient à peu près aussi fréquentes que dans la seconde enfance.

Nous ne saurions ici relater tous les cas mentionnés par Cassoute (1), par Mme Rivoire (2), par Barber (3), et tout dernièrement par M. Méry (4), et MM. Nobécourt et Bertherand (5), dont les deux observations ont trait à des enfants de 11 et de 15 mois.

De la lecture de toutes ces observations, il résulte que la fièvre typhoïde, sans être très fréquente, est cependant assez souvent rencontrée dans la première enfance et qu'on doit, surtout en temps d'épidémie, songer à sa possibilité et la rechercher avec soin. Mais la conclusion qui semble également s'imposer c'est que le diagnostic clinique de la dothiénentérie, souvent difficile entre 2 et 15 ans, est le plus souvent impossible à établir chez les enfants du premier âge par les seules ressources de la clinique.

(1) Cassoute. Fièvre typhoïde chez un enfant de deux mois, séro-diagn. et autopsie. *Bull. méd.*, 1898, p. 943.

(2) Rivoire. *Loc. cit.*

(3) Barber. *New-York med. Journal*, 1898, vol. 67, LXVII, 533-536.

(4) Méry. *Bull. de la Soc. de pédiatrie*, 7 janvier 1900.

(5) Nobécourt et Bertherand. *Bull. de la Soc. de pédiatrie*, 8 nov. 1900.

CHAPITRE IV

L'uro-diagnostic et la diazo-réaction d'Ehrlich.

De tous les procédés chimiques qui ont été proposés comme moyens de diagnostic dans la fièvre typhoïde, il n'en est pas de plus simple que l'uro-diagnostic, qui repose sur l'étude du syndrome urologique de la fièvre typhoïde et qui a été bien étudié, surtout par M. Albert Robin (1).

Le syndrome urologique, d'après cet auteur, aurait pour traits particuliers :

1° La coloration bouillon de bœuf avec reflets verdâtres de l'urine.

2° Une albuminurie modérée que, contrairement à la plupart des auteurs qui ne la signalent guère que dans un tiers des cas, M. Robin croit constante.

3° La disparition de l'urohématine.

4° La présence de l'indican, indépendante des signes intestinaux concomitants.

5° La persistance ou l'augmentation de l'acide urique.

6° L'absence d'uro-érythrine.

7° Une diminution des phosphates terreux.

De tous ces caractères le dernier seul exigerait un dosage délicat : le premier est constatable à la simple inspection et

(1) A. Robin. Uro-diagnostic de la fièvre typhoïde. *Bull. méd.*, 13 octobre 1897.

quant aux autres, il suffit, pour se renseigner sur leur présence, de verser un peu d'acide azotique dans le verre qui renferme l'urine. On voit apparaître de haut en bas :

Un diaphragme d'acide urique.

Un disque net d'albumine.

La teinte verdâtre ou violacée de l'indican.

Pour contrôler l'absence de l'urohématine on peut faire bouillir 5 centimètres cubes d'urine filtrée avec 10 gouttes d'acide chlorhydrique. La teinte due à la présence de l'urohématine varie du rose pâle au rouge vineux, alors qu'en l'absence de cette substance on a une coloration nulle.

De même, on peut contrôler en chauffant sans faire bouillir 5 centimètres cubes d'acide chlorhydrique et 20 gouttes d'urine, la présence de l'indican, lequel donne une teinte bleue, violette ou noire.

En agitant, avec un peu d'éther ou de chloroforme, on met en évidence la coloration violette lorsque l'urobiline, qui, d'ailleurs, par l'acide azotique donne une coloration acajou, masque la réaction.

Tel est, d'après M. A. Robin, le syndrome dont la présence rend plus que probable le diagnostic de fièvre typhoïde. Malheureusement, d'après M. Robin lui-même, il est assez souvent en défaut, l'urohématine pouvant exister non seulement dans les cas d'hémorrhagie intestinale, mais même dans les cas de fièvre typhoïde à prédominance thoracique ou lorsque les phénomènes cérébro-spinaux entrent en jeu. De même il peut y avoir dans certains cas diminution de l'acide urique ou apparition de l'urobiline.

Ce n'est donc pas d'une façon bien rigoureuse que l'on

pourrait différencier par l'étude du syndrome urologique la fièvre typhoïde des affections telles que la grippe, la pneumonie typhoïde et l'embarras gastrique, qui présentent comme caractère commun, d'après Robin, l'excès d'urohématine et de la tuberculose miliaire aiguë dans laquelle il y aurait à la fois de l'urobiline, de l'urohématine et de l'urobiline.

Cependant, surtout entre les mains de quelqu'un peu exercé à ces manipulations, il y a là un mode d'investigation facile, et capable de donner de très utiles indications.

La diazo-réaction, proposée par Ehrlich en 1882 comme moyen de diagnostic de fièvre typhoïde, est basée sur la coloration que prend l'urine des malades atteints de dothiénentérie en présence du sulfodiazobenzol. Ce dernier est obtenu par le mélange de deux solutions, la première renfermant :

Eau distillée......................	1000 cc.
Acide chlorhydrique..............	50 gr.
Acide sulfanilique..................	q. s. pour saturer

et la seconde :

Eau distillée......................	100 gr.
Nitrite de soude.................	0,50 centigr.

Le mélange constitué par l'addition de 5 centim. cubes de la solution II à 250 gram. de la solution I, est versé dans un tube à essai avec une quantité équivalente d'urine; on alcalinise fortement par l'ammoniaque et l'on agite. La réaction négative est caractérisée par une teinte orangée brune ou jaune, la réaction positive par une coloration rose ou rouge qu'il faut rechercher surtout au niveau de l'écume produite.

Ajoutons que les solutions doivent être assez fréquemment renouvelées et que l'urine, si elle n'est pas fraîchement émise, doit être additionnée d'un peu d'éther.

La réaction d'Ehrlich, d'après Chantemesse, ne manquerait jamais ou à peu près jamais dans les formes moyennes ou graves de la fièvre typhoïde; elle apparaîtrait, dans la majorité des cas, pendant le premier septénaire.

Barber (1), dans une étude sur la valeur comparée de la séro-réaction et de la diazo-réaction dans le diagnostic de la fièvre typhoïde, déclare avoir vu la diazo-réaction apparaître la première dans 51 cas, tandis que la séro-réaction ne serait apparue la première que 21 fois. Dans 48 cas les deux réactions auraient fait leur apparition au même jour.

Mais tandis que dans les cas où la séro-réaction aurait été la plus précoce, la diazo-réaction aurait fait son apparition au jour suivant, dans les cas où la diazo-réaction aurait été la plus précoce, la réaction de Widal aurait tardé davantage.

Nous dirons plus loin que la fréquence et surtout la précocité de la séro-réaction nous a paru beaucoup plus grande que ne l'indique Barber, et nous croyons que cela tient à ce que cet auteur a employé, pour rechercher l'agglutination, le sang desséché avec lequel il est difficile d'évaluer d'une façon précise le pouvoir agglutinant.

En tout cas, il est incontestable que la diazo-réaction

(1) BARBER. The comparative value of the diazo-réaction and the blood serum test in the diagnosis of typhoïd fever. *New-York med. Journal*, 1898, vol. 67, 533-536.

est capable de rendre de grands services ; mais elle n'est aucunement spécifique, puisqu'on peut la trouver dans la tuberculose, dans les infections streptococciques ou pneumococciques, dans la diphtérie, la rougeole, la scarlatine, etc.

Il est, il est vrai, des maladies où la réaction n'a pas été signalée, tel est l'embarras gastrique fébrile par exemple.

Aussi devons-nous conserver la diazo-réaction comme une des méthodes capables de venir au secours de la clinique dans certains cas douteux.

CHAPITRE V

La recherche du bacille d'Eberth dans le sang et dans les selles.

Après la découverte de l'agent pathogène de la fièvre typhoïde, on rechercha dans le sang l'existence du bacille d'Eberth, mais il semble que ce dernier ne séjourne que peu de temps dans le sang de la circulation générale et se localise de bonne heure, en particulier dans les organes lymphoïdes. C'est ce qui explique le peu de fréquence des résultats positifs. Erlinger, sur dix examens portant sur le sang recueilli par ponction d'une veine, n'obtient qu'un résultat positif.

Kühnau (1) cependant, sur 41 cas, obtient onze fois des résultats positifs par l'ensemencement dans 50 centim. cubes de bouillon de 10 centim. cubes de sang pris dans une veine de l'avant-bras. Avec le sang du doigt, il obtient dans tous les cas du staphylocoque et le bacille d'Eberth ne se développe dans aucun cas.

Evidemment, il ne s'agit point là de méthodes dont l'emploi puisse être utile dans la pratique courante.

Les ensemencements pratiqués avec le sang obtenu par

(1) KUHNAU. Valeur clinique de l'examen bactériologique du sang dans les maladies infectieuses. *Zeitschrift f. Hyg. u. Infections Krank.*, 1897, vol. XXV, n° 3, p. 492. Analysé dans la *Semaine médicale*, p. 332.

ponction de la rate donnent des résultats beaucoup plus constants ; mais si l'on peut y avoir recours dans quelques circonstances tout à fait exceptionnelles, il ne faut pas se dissimuler que ce n'est pas là une méthode inoffensive en raison de la friabilité qu'acquiert la rate en pareil cas.

La recherche du bacille typhique dans les selles ne saurait, avec les milieux ordinaires, donner de résultats ; aussi s'est-on évertué à trouver un milieu analogue à celui que Raulin a découvert pour l'aspergillus niger, c'est-à-dire tel que le bacille d'Eberth pût s'y développer à l'exclusion de toutes bactéries ensemencées en même temps que lui.

C'est dans ce but que Chantemesse et Widal proposaient la gélatine phéniquée ; le milieu d'Elsner dans lequel l'iodure de potassium remplace l'acide phénique et sur lequel les colonies de bacille d'Eberth et de bactérium coli poussent avec des caractères différentiels assez spéciaux avant toutes les autres bactéries, a été modifié par un certain nombre d'auteurs, en particulier par Grimbert, et tout dernièrement par Rémy (1) qui, dans 23 cas de fièvre typhoïde, obtient avec les selles des résultats positifs, tandis que dans 12 cas de maladies autres que la fièvre typhoïde le bacille d'Eberth ne se développe pas.

Mais cette méthode, appelée peut-être à donner de précieux renseignements dans quelques cas délicats, reste une méthode de laboratoire que le praticien a le droit d'ignorer.

(1) Rémy. Contribution à l'étude de la fièvre typhoïde et de son bacille. *Annales de l'Inst. Pasteur*, juillet 1900.

CHAPITRE VI

La réaction de Widal chez l'adulte.

Objections faites a la méthode. — Modifications de la technique. — État actuel de la question

Nous n'avons pas à insister ici sur les très nombreux travaux publiés sur la réaction agglutinante depuis l'origine de la méthode, ni à en refaire une fois de plus l'historique.

Il est bien établi aujourd'hui que, si l'observation par Charrin et Roger du développement en amas du pyocyanique sur le sérum des animaux immunisés contre l'infection due à ce microbe ; si les études de Pfeiffer sur le phénomène qui porte son nom ; celles de Metchnikoff, de Rolle, de Bordet et de Grüber sur l'action que les sérums d'animaux immunisés contre différentes infections ou des convalescents exercent sur les agents pathogènes de ces infections, ont servi de point de départ aux recherches de Widal, c'est à ce dernier que revient la découverte de l'action agglutinante exercée, dans le cours même de la fièvre typhoïde, par le sérum des malades sur le bacille d'Eberth.

Depuis la première communication, faite en 1896, par

MM. Widal et Sicard (1), et depuis le travail d'ensemble de notre collègue et ami Bensaude (2) jusqu'à la récente thèse de Santos (3), la méthode est entrée dans la pratique courante, tout au moins à l'hôpital, et les cas observés se chiffrent par milliers, qui établissent à la fois la constance et la spécificité de la réaction agglutinante dans la dothiénentérie. Des objections ne pouvaient cependant manquer de s'élever ; les plus sérieuses sont celles qui ont trait à la constatation de la réaction chez des sujets indemnes de fièvre typhoïde et n'ayant pas été atteints antérieurement de dothiénentérie. Mais les cas observés, en nombre tout à fait minime si on les oppose au nombre considérable des cas qui confirment la spécificité de la réaction agglutinante, peuvent s'expliquer de différentes façons, et M. Widal lui-même s'est chargé d'en réfuter un certain nombre dans l'un de ses travaux (4); en premier lieu, il semble que la publication de pareilles observations devrait exiger un examen bactériologique aussi complet que possible, et cependant il en est qui, sous ce rapport, laissent fort à désirer ; en second lieu, affirmer qu'un malade n'a, dans ses antécédents, aucune infection due au bacille d'Eberth, semble singulièrement hasardé si l'on songe à toutes les formes abortives dont l'existence repose aujourd'hui sur des bases incontestables.

(1) WIDAL et SICARD. Etude sur le séro-diagnostic et sur la réaction agglutinante chez les typhiques. *Annales de l'Institut Pasteur*, mai 1897.

(2) BENSAUDE. *L'agglutination des microbes*. Th. Paris, 1897.

(3) SANTOS. *Les récentes recherches sur l'agglutination des microbes*. Thèse, 1900.

(4) WIDAL. Le séro-diagnostic de la fièvre typhoïde. *Congrès de médecine de Moscou*, août 1897.

et si l'on pense aussi à la persistance possible du pouvoir agglutinant pendant de longues années.

Enfin il est des cas complexes d'infection mixte dont il est nécessaire de tenir compte. Nous avons rapporté précédemment celui de MM. Guinon et Meunier où une observation moins complète eût trouvé sans nul doute des arguments puissants contre la valeur de la réaction de Widal.

Quant aux cas de fièvre typhoïde avec absence de la séro-réaction, il en est à coup sûr d'authentiques, mais leur proportion reste relativement minime et ne saurait infirmer sérieusement la valeur diagnostique du procédé.

Un des points essentiels qu'ont contribué à fixer les travaux parus dans ces dernières années, et parmi les plus importants desquels il faut encore citer ceux de Widal (1) et ceux de Paul Courmont (2), est l'évaluation quantitative de la réaction agglutinante.

Les principales modifications subies depuis l'origine par le procédé de Widal ont trait au taux de la dilution. Il semble que la proportion de 1 pour 10 préconisée au début (nous avons surtout en vue le procédé extemporané qui est le plus facilement applicable dans la pratique, en raison surtout du peu de sérum qu'il nécessite) soit insuffisante à éviter les causes d'erreurs tenant au pouvoir agglutinant du sérum normal.

Si en effet les recherches de Stern, qui trouve une réaction positive chez les sujets normaux à 1/10 dans 25 p. 100 des cas, à 1/20 dans 7/100 et à 1/30 dans 2/100 des

(1) Widal et Sicard. *Loc. cit.*

(2) Paul Courmont. 240 cas de séro-diagnostic chez les typhiques. *Presse méd.*, 30 janvier 1897. — Courbes agglutinantes chez les typhiques. Application au séro-pronostic. *Revue de médecine*, avril et mai 1900.

cas, s'accordent peu avec celles des autres auteurs et sont passibles de certaines objections (Stern met à l'étuve à 37°, le mélange de sérum et de culture sur gélose, ce qui, d'après Widal, est susceptible de hâter la production des amas) ; il n'en est pas moins vrai que la dilution à 1/10 n'offre pas de garanties suffisantes et l'on a recours généralement à des dilutions plus étendues : 1/25, 1/30 ou même 1/50.

Nous exposerons plus loin la technique qui nous semble préférable chez les enfants, mais nous croyons avec M. Widal qu'il est bien préférable de recourir d'abord à une dilution peu étendue, telle que 1/10, et d'essayer en cas de réaction positive des dilutions plus fortes : 1/25, 1/50 ou ou même 1/100.

Ce procédé offre deux grands avantages :

1° Il est plus rapide, car si l'examen microscopique ne permet pas après une demi-heure de constater d'amas avec une dilution à 1/10, on peut affirmer que la réaction est négative ;

2° Il permet de tenir compte des cas de fièvre typhoïde où le pouvoir agglutinant reste dans tout le cours de la maladie inférieur à 1/50 ou même à 1/30 et de ceux où le pouvoir agglutinant subit des variations d'un jour à l'autre, comme l'ont montré en particulier Widal, R. Pamart (1) et Paul Courmont.

Ce sont les recherches de ce dernier, qui, dans plus d'une centaine de cas, a suivi au jour le jour les variations du pouvoir agglutinant, qui ont le mieux contribué à fixer les

(1) R. PAMART. A propos des courbes de séro-réaction de la fièvre typhoïde. *Bulletin de la Soc. de Biol.*, 21 février 1899, p. 121.

allures habituelles que présente, au moins chez l'adulte, la réaction agglutinante.

Celle-ci apparaît généralement au troisième jour chez le cobaye inoculé dans le tissu cellulaire; chez les malades qui entrent à l'hôpital souvent à une période déjà avancée de leur fièvre typhoïde et chez lesquels il est souvent difficile de déterminer la date de début de l'infection, il est parfois malaisé de préciser la date d'apparition de la réaction agglutinante. On peut cependant admettre comme date moyenne la fin du premier septénaire, mais la réaction, quelquefois beaucoup plus tardive, peut aussi apparaître assez souvent d'une façon plus précoce et on l'a signalée plusieurs fois au deuxième jour.

L'époque de la disparition a été bien des fois recherchée; elle semble essentiellement variable, car si le pouvoir agglutinant s'abaisse chez l'adulte dans beaucoup de cas, au-dessous de 1/10 dans les premiers mois qui suivent la maladie, on a pu trouver une réaction positive chez de nombreux sujets après plus de dix ou de vingt ans.

L'étude des courbes agglutinantes nous renseigne sur la marche habituelle du pouvoir agglutinant dans les formes moyennes où il présenterait un maximum à peu près constant (P. Courmont) au moment de la défervescence. Les courbes peu élevées ou irrégulières seraient observées surtout dans les cas graves, ou au contraire dans les infections atténuées.

Essentiellement variable est l'intensité de ce pouvoir agglutinant. La moyenne de 1/350 indiquée par Biberstein semble à peu près correspondre, d'après les auteurs les plus autorisés, à la majorité des cas.

CHAPITRE VII

La valeur diagnostique du procédé de Widal dans la fièvre typhoïde de l'enfant.

La réaction agglutinante a donné lieu à un nombre de travaux beaucoup moins considérable chez l'enfant que chez l'adulte.

L'un des premiers est celui de Haushalter (1) qui, après avoir recherché la réaction agglutinante sur 45 enfants malades, conclut à l'excellence du procédé qu'il n'a trouvé en défaut que dans un cas ayant présenté le tableau clinique de la fièvre typhoïde, mais sans contrôle bactériologique.

Couture (2), dans sa thèse sur la fièvre typhoïde de l'enfant et son séro-diagnostic, arrive à des conclusions analogues.

Kasel (3), dans un travail portant sur 43 cas (Würzbourg, 1899), étudie les variations d'intensité de la réaction aux différents âges. Pfaundler (4), assistant d'Escherich à Graz, étudie les résultats fournis par l'observation

(1) HAUSHALTER. Séro-diagnostic de la fièvre typhoïde. *Presse méd.*, 30 sept. 1896, p. 503.

(2) COUTURE. *La fièvre typhoïde de l'enfant et son séro-diagnostic*. Th. Paris, 1897.

(3) KASEL. *Beiträge zur Lehre der Grubel Widalschen diagnose des Unterleibs Typhus*. Würzbourg, 1899, p. 53. Analysé in thèse SANTOS.

(4) PFAUNDLER. *Jahrbuch für Kinderheilkunde*, 1899, p. 293.

de 19 cas de fièvre typhoïde infantile, tous avec séro-réaction positive, et cherche à fixer la date d'apparition et de disparition de cette réaction, ainsi qu'à déterminer les différences existant au point de vue de l'agglutination entre l'adulte et l'enfant.

Cependant, dans une clinique de l'hôpital des Enfants-Malades reproduite par la *Semaine médicale* du 24 janvier dernier, M. Marfan (1) à propos du diagnostic différentiel de la pneumonie et de la fièvre typhoïde s'exprime comme il suit : « Si l'agglutination existe, il ne faut pas rejeter le diagnostic de pneumonie et conclure à une fièvre typhoïde, à moins qu'on n'ait la certitude que l'enfant n'a pas eu récemment de dothiénentérie, parce que, dans le jeune âge, la séro-réaction typhique qui apparaît tardivement, une fois apparue persiste de longs mois avec une grande intensité. Si l'agglutination fait défaut, on ne peut pas écarter l'hypothèse de fièvre typhoïde, attendu que, chez les enfants, *cette réaction n'apparaît que tardivement, après le 15e jour*, et qu'elle est d'abord très faible.

A la séance de la Société de pédiatrie du 13 mars suivant, notre collègue et ami Rosenthal signale à nouveau le retard presque constant de l'agglutination qui, selon lui, existe chez l'enfant, et communique six observations de fièvre typhoïde dans lesquelles la séro-réaction apparut une fois au 18e jour, une fois au 20e jour, deux fois au 23e jour, une fois au 28e jour et une fois après le 34e jour de la maladie. La réaction avait été recherchée cependant dans tous les cas par le procédé extemporané, avec des

(1) MARFAN. *Loc. cit.*

cultures sur bouillon de vingt-quatre heures et à des dilutions variant entre 1/10 et 1/20.

A ces observations, sur lesquelles leur auteur s'appuie pour faire valoir l'importance extrême qu'elles donnent à la recherche du réticulum fibrineux dans les préparations de sang frais, M. Netter (1) objecte que, bien que les cas analogues à ceux dont nous venons de parler ne soient pas très exceptionnels, il croit qu'il n'existe pas de différences sensibles au point de vue de la date d'apparition entre la séro-réaction de l'enfant et celle de l'adulte.

Un mois après la communication de Rosenthal, notre collègue et ami Clerc (2) publie les résultats que lui ont fournis, 16 examens pratiqués entre le 8e et 15e jour de la fièvre typhoïde à l'aide de dilutions à 1/25. S'appuyant sur ces résultats constamment positifs et sur les conclusions du travail de Pfaundler, il déclare que les retards de la séro-réaction n'existent pas chez l'enfant avec une fréquence plus grande que chez l'adulte. MM. Bertherand et Nobécourt (3), dans les deux cas de fièvre typhoïde du premier âge qu'ils ont signalés récemment, font remarquer également la précocité de la réaction agglutinante.

Ayant eu pour notre part l'occasion dans le cours de notre quatrième année d'internat de rechercher la séro-réaction dans un assez grand nombre de cas douteux et ne l'ayant jamais trouvée en contradiction avec les données

(1) NETTER. *Bull. Soc. pédiatrie*, séance du 13 mars 1900.

(2) CLERC. Le séro-diagnostic chez l'enfant. *Bull. Soc. de pédiatrie*, avril 1900.

(3) NOBÉCOURT et BERTHERAND, *Loc. cit.*

ultérieures de l'observation clinique ou anatomique ; ayant même, grâce à son concours, évité de graves erreurs de diagnostic et de pronostic, notamment dans un cas de granulie, et dans un cas de fièvre typhoïde survenue dans le cours d'une tuberculose pulmonaire, nous avons eu l'idée d'entreprendre à notre tour quelques recherches sur les dates d'apparition et de disparition de la réaction agglutinante dans la dothiénentérie infantile.

CHAPITRE VIII

Technique employée. — Constance de la réaction. — Intensité comparée du pouvoir agglutinant chez l'adulte et chez l'enfant.

Nous avons eu recours pour toutes nos recherches à la technique suivante : le sang était obtenu par piqûre de la pulpe du pouce au moyen d'une lancette. La région était nettoyée au préalable à l'éther, et la compression faite circulairement au moyen du pouce et de l'index gauche, au niveau de la racine de l'ongle, en rendant la douleur insignifiante facilitait l'écoulement du sang. Les quelques gouttes nécessaires étaient recueillies dans un tube à essai et transportées au laboratoire. Au bout de quelques heures le sérum, plus ou moins teinté par la présence de globules rouges, était aspiré à l'aide d'une pipette et une goutte était ajoutée et mêlée dans un verre de montre à un nombre donné de gouttes de culture d'Eberth. Nous nous sommes constamment servi, pour examiner nos préparations et suivre la marche de la réaction, de l'objectif n° 7 de Leitz et de l'oculaire n° 1. Il nous a semblé préférable, en effet, pour l'examen des bacilles non colorés d'employer au lieu d'un objectif à immersion un objectif à sec, d'enlever le condensateur de Abbe et d'éclairer au moyen du miroir concave.

Nous avons employé aussi constamment que possible des cultures sur bouillon datant de 24 ou de 48 heures; quelquefois nous nous sommes adressé à des cultures un peu plus âgées, après y avoir vérifié au préalable l'absence d'amas spontanés. Deux ou trois fois seulement nous avons eu recours à des dilutions de cultures sur gélose pour l'examen du sérum de malades convalescents. Nous ne nous sommes servi de cultures formolées que comme moyen de contrôle et nous exposerons plus loin les résultats que nous avons obtenus par leur emploi.

Ce n'est également que comme épreuve de contrôle que nous avons quelquefois eu recours à des cultures faites sur le milieu suivant, proposé par Paul Courmont,

Peptone..................................	2 gr.
Glucose ou glycérine....................	1 gr.
Eau..	100 gr.
Solution de carbonate de soude....	q. s. pour alcaliniser.

dans lequel ne se formeraient jamais d'amas spontanés et qu'il suffirait de réensemencer à peu près tous les dix jours.

Nous ne nous sommes pas cru autorisé à recourir chez nos malades au contrôle bactériologique qu'aurait pu nous fournir la ponction de la rate et nous nous sommes borné à comparer les résultats obtenus par la méthode de Widal avec ceux que nous fournissait l'observation clinique poursuivie jusqu'à la guérison ou, dans quelques cas malheureux, jusqu'à la confirmation anatomique.

Nous n'avons pas cru devoir relater les nombreux cas examinés à une période plus ou moins avancée de la fièvre typhoïde et dans lesquels la réaction se montra positive.

En revanche, nous avons donné l'observation d'une malade de 2 ans chez laquelle la séro-réaction fut recherchée au 15e et au 20e jour.

Il s'agissait d'une fièvre typhoïde cliniquement incontestable ; la première fois cependant, la réaction se montra négative et la seconde fois les amas bacillaires, absents après trois quarts d'heure, ne furent constatés qu'après une vingtaine d'heures. (La réaction ne put être suivie dans l'intervalle et ne fut recherchée qu'à 1/30.)

C'est le seul cas de fièvre typhoïde cliniquement évidente où nous n'ayons pas eu de séro-réaction positive.

Comme le nombre des fièvres typhoïdes dans lesquelles nous avons recherché la réaction agglutinante dans le cours de cette année est certainement supérieur à soixante, nous sommes fondé à admettre que la constance de la réaction n'est pas moindre chez l'enfant que chez l'adulte.

Cette opinion est conforme à celle de Haushalter (1) qui, dans un seul cas de fièvre typhoïde cliniquement certaine avec diarrhée et taches rosées, n'a trouvé la réaction positive à aucun moment. Il s'agissait cependant d'une dilution à 1 : 10.

Pfaundler (2), sur 19 cas observés, trouve constamment la réaction positive. Le séro-diagnostic, recherché dans 103 des cas de Mme Rivoire (3), fut négatif dans quatre cas avec taches et signes cliniques nets, mais dans l'un d'eux qui fut suivi d'autopsie, il existait des cavernes pulmonaires et des ulcérations intestinales à bords décollés et l'en-

(1) Haushalter. *Loc. cit.*
(2) Pfaundler. *Loc. cit.*
(3) Rivoire. *Loc. cit.*

semencement de la rate ne permit d'y déceler que du proteus.

Nous avons rapporté plus haut les résultats de notre ami Clerc qui, dans seize cas sur seize, trouve la réaction positive.

La dilution employée par Clerc était de 1/30; c'est également celle dont nous nous sommes servi dans nos examens (sauf dans les deux premiers) et nous croyons qu'elle est suffisante pour servir de base à un diagnostic ferme. D'une part, en effet, nous ne croyons pas que le pouvoir agglutinant à l'état normal, sauf peut-être dans quelques cas exceptionnels ou chez des enfants atteints peu de temps auparavant de dothiénentérie, puisse atteindre ce chiffre. Pfaundler déclare n'avoir jamais trouvé chez les enfants bien portants un pouvoir agglutinant supérieur à 1/25 et, pour notre part, nous n'avons jamais trouvé à 1/30 d'agglutination sensible chez des enfants que, cliniquement, on pouvait déclarer indemnes de fièvre typhoïde.

D'autre part, il semble résulter des recherches de Kasel et de Pfaundler en particulier, que l'intensité du pouvoir agglutinant est notablement moindre chez l'enfant que chez l'adulte. Kasel trouve le pouvoir agglutinant plus faible avant huit ans qu'après cet âge, et Pfaundler évalue à environ 1 p. 100 le pouvoir agglutinant moyen de ses petits malades dont l'âge moyen était de six ans. Si on rapproche ce chiffre de 1/350 que nous avons vu être le plus communément admis chez l'adulte, on voit qu'il y aurait là une différence marquée. Nous n'avons pas eu, pour notre compte, le loisir de procéder à des mensurations précises; mais il nous est arrivé de rencontrer des cas très nets où le pouvoir agglutinant restait inférieur à 1/40. Pfaundler, dans un cas, l'a vu s'abaisser à 1/7.

Nous croyons pourtant que, s'il est préférable de se servir de la dilution à 1/30, il ne faut pas négliger de recourir, toutes les fois qu'on le pourra, à des dilutions plus faibles ou plus fortes suivant le résultat obtenu. Ajoutons qu'à 1/30 il nous semble nécessaire de suivre la réaction au moins pendant deux heures pour obtenir des indications suffisamment précises.

CHAPITRE IX

Dates d'apparition et de disparition de la réaction agglutinante chez l'enfant.

Nous avons vu que le point particulier qui avait donné lieu à des controverses était la date d'apparition chez l'enfant de la réaction agglutinante. Nous avons énoncé à ce sujet l'opinion de MM. Marfan (1) et Rosenthal (2) et nous avons rapporté les six observations de ce dernier auteur dans lesquelles la date la plus précoce où l'on put observer la réaction fut le 18ᵉ jour.

Haushalter, qui n'a jamais trouvé la réaction avant le 5ᵉ jour, cite plusieurs cas dans lesquels elle fut constatée à une période avancée de la maladie ou pendant la convalescence; mais il ne spécifie pas s'il s'agissait d'un premier examen.

Mᵐᵉ Rivoire (3) signale un cas d'apparition de la séro-réaction au 11ᵉ jour, un autre au 42ᵉ jour. Différents auteurs signalent des dates encore plus tardives, mais en les considérant, ainsi que nous, comme exceptionnelles.

Couture (4), étudiant la séro-réaction chez l'enfant, admet qu'elle existe presque toujours dès le 7ᵉ jour, et il

(1) MARFAN. *Loc. cit.*
(2) ROSENTHAL. *Loc. cit.*
(3) RIVOIRE. Th. Montpellier, 1898.
(4) COUTURE. Th. Paris, 1897.

conclut qu'une réaction négative après le 10ᵉ jour rend très peu vraisemblable le diagnostic de fièvre typhoïde. Pfaundler (1) signale bien un cas d'apparition dans la 2ᵉ moitié de la 3ᵉ semaine et un autre dans le cours de la 4ᵉ semaine, mais la réaction, selon lui, est de règle à la fin de la 1ʳᵉ semaine de la maladie. La réaction la plus précoce observée par lui existait au 5ᵉ jour.

Dans les 16 cas relatés par Clerc (2), la séro-réaction existait 6 fois au 8ᵉ jour, 4 fois au 10ᵉ et 6 fois entre le 10ᵉ et le 15ᵉ.

Pour notre part, nous avons recherché la réaction agglutinante chez 26 malades entrés à l'hôpital dans les 10 premiers jours de leur fièvre typhoïde. Or, chez 4 seulement de ces malades la réaction faisait défaut au moment de l'entrée; le 1ᵉʳ était au 4ᵉ jour et la réaction se montra positive, quoique faible, au 8ᵉ jour; le second était au 5ᵉ jour et agglutina le 9ᵉ; le 3ᵉ n'était malade que depuis la veille et son sérum agglutina le 9ᵉ jour; le 4ᵉ était un enfant de 3 ans, malade depuis huit jours, et chez lequel la réaction apparut deux jours après. En définitive, on voit que chez nos 26 malades la réaction fut trouvée positive au plus tard le 10ᵉ jour et que dans 21 cas elle existait au moment de l'entrée des petits malades à l'hôpital.

Dans deux cas, la réaction fut trouvée le 3ᵉ ou 4ᵉ jour, et nous avons ajouté à nos observations un cas que le Dʳ Tollemer a eu l'obligeance de nous communiquer; il concerne un petit malade de la ville, observé dès le

(1) PFAUNDLER. *Loc. cit.*
(2) CLERC. *Loc. cit.*

début de sa fièvre et chez lequel la réaction était nettement positive au 4e jour.

Dans deux cas également, nous avons trouvé la réaction au 5e jour, dans 3 cas au 6e jour, dans 4 cas au 7e, dans 7 cas au 8e, dans 6 cas au 9e et dans un cas au 10e jour.

Il est bon, de plus, de noter que la plupart des malades observés ne furent pas examinés dans le cours du premier septénaire. Si l'on tient compte de ce fait, on en pourra conclure que la réaction est vraisemblablement plus précoce encore que ne le donne à supposer notre statistique, d'autant plus que dans la moitié de nos cas l'intensité de la réaction, caractérisée par l'apparition presque immédiate des amas bacillaires, indiquait un degré déjà élevé du pouvoir agglutinant.

Si nous cherchons maintenant à comparer l'intensité de la réaction aux différents âges, nous voyons que, sur 17 sujets âgés de 8 à 15 ans, la réaction fut très accusée dans 7 cas et que sur 10 sujets au-dessous de 8 ans elle fut cinq fois très accusée. Nous ne pouvons donc tirer aucune conclusions de cette dernière statistique.

Une recherche complémentaire qui s'imposait était celle de la date de disparition de la réaction agglutinante. Nos investigations n'ont porté malheureusement que sur 14 enfants guéris depuis au moins un mois de leur fièvre typhoïde. Nos résultats ont été les suivants :

Sur 6 enfants apyrétiques depuis un temps variant entre trente et soixante jours, l'agglutination fut retrouvée positive dans tous les cas.

Sur 3 enfants revus au milieu ou à la fin du troisième mois qui suivit la guérison, l'agglutination était chez le premier, positive à 1/20 et négative à 1/50, chez le second, elle était négative à 1/30 et 1/50 et chez le troisième, elle était négative à 1/30 et faiblement positive à 1/10.

Chez deux enfants revus après 3 mois et demi et 4 mois, le pouvoir agglutinant atteignait à peine 1/50 chez l'un, chez l'autre il était compris entre 1/20 et 1/50.

Chez deux enfants guéris depuis 7 mois, un seul agglutinait encore à 1/50, mais très faiblement. Dans un cas datant de 16 mois il n'y a eu aucune réaction à 1/30.

Le nombre des cas observés par nous ne nous autorise pas à fixer une date moyenne de disparition ou tout au moins d'abaissement marqué du pouvoir agglutinant. Nous n'avons pas observé en tous cas de réactions qui par leur intensité puissent faire supposer la persistance d'un pouvoir agglutinant très élevé et nous pensons qu'il est probable que le pouvoir agglutinant persiste moins longtemps chez l'enfant que chez l'adulte. C'est l'opinion de Kasel et celle de Courmont. Ce dernier, sur 9 enfants, dans le premier mois qui suivit la maladie, a trouvé 7 fois une réaction nettement positive et 2 fois une réaction faible; sur 6 cas revus dans le deuxième mois, la réaction n'était positive que 4 fois et entre deux et quatre mois la réaction se trouva négative deux fois sur deux.

CHAPITRE X

Le séro-diagnostic et la pratique journalière.

Nous croyons bien établi que, par sa constance et même par sa précocité, la réaction agglutinante constitue le signe de certitude le plus important de la fièvre typhoïde. Mais il reste à se demander s'il est possible au praticien qui ne dispose ni d'un matériel de laboratoire quelconque, ni de beaucoup de temps, d'y recourir pour établir un diagnostic.

Nous croyons pouvoir sans hésitation répondre par l'affirmative. Avoir en permanence des cultures de bacille d'Eberth ne présente aucune difficulté; il suffit de conserver à la température de la chambre une culture sur gélose que l'on fera bien de réensemencer tous les quinze jours environ. La veille du jour où l'on voudra rechercher la réaction ou même quelques heures avant, on ensemencera un tube de bouillon qu'on mettra à l'étuve à 37°; si l'on ne possède pas d'étuve, si l'on ne peut même en confectionner une avec une boîte métallique quelconque par le procédé très simple qu'indique Salomonsen, on placera sa culture dans un endroit où la température soit suffisamment élevée (au voisinage d'une bouche de chaleur ou d'un fourneau de cuisine).

Enfin, si l'on veut se dispenser même de toutes ces

manœuvres, on aura recours simplement aux cultures formolées dont nous nous sommes servi presque journellement pour comparer les résultats qu'elles pouvaient fournir à ceux que nous donnaient les cultures fraîches.

Nous possédons depuis deux mois un ballon de plus de 200 centim. cubes, dont le bouillon a été ensemencé avec du bacille d'Eberth et additionné de la solution de formol du commerce à 40 p. 100 dans la proportion de 2 gouttes pour 15 centim. cubes de culture ; nous avons constamment vérifié la culture avant de nous en servir et nous n'y avons jamais trouvé d'amas. M. Widal (1) a pu, après cinq mois, utiliser une culture formolée.

Ces cultures mortes, si la réaction est avec elles un peu moins facile à constater qu'avec des cultures fraîches, ont le grand avantage de se contaminer difficilement et la technique du séro-diagnostic se trouve par elles très simplifiée, puisqu'il suffit, après avoir agité légèrement le récipient qui les renferme, d'y puiser un peu de bouillon à l'aide d'une pipette flambée et de déposer ce bouillon dans un verre de montre où l'on ajoutera une goutte de sérum ou de sang.

En employant une dilution à 1 : 10, si l'on ne constate pas d'amas dans les préparations faites avec le mélange au bout d'une demi-heure, on pourra considérer la réaction comme négative, sinon on pourra rechercher la réaction à 1 : 30, ou à 1 : 50, auquel taux l'agglutination permettra de porter le diagnostic ferme de dothiénentérie dans la plupart des cas.

(1) Widal et Sicard. *Annales de l'Institut Pasteur*, mai 1897.

Nous ne croyons pas qu'on doive, en dehors de circonstances exceptionnelles, recourir à l'emploi du sang desséché ; si cette méthode peut, en médecine légale par exemple, être employée avec profit, elle a le tort de ne pas permettre une évaluation précise du pouvoir agglutinant.

CHAPITRE XI

Fibrine-diagnostic.

Le fait sur lequel repose le fibrine-diagnostic, c'est-à-dire l'exagération de la production de la fibrine dans certaines affections fébriles, sa diminution, au contraire, dans d'autres cas, est loin d'être de découverte récente. Les anciens auteurs, qui pratiquaient journellement la saignée et qui s'étaient livrés à une étude méthodique et approfondie des phénomènes macroscopiques de la coagulation du sang, avaient déjà remarqué le retard, la petitesse et la friabilité du caillot qui se formait dans un certain nombre d'affections fébriles et ce caractère avait servi de base à la division de ces affections en pyrexies et en phlegmasies.

L'étude microscopique du sang permet de constater d'une façon beaucoup plus nette et plus précise les caractères du réseau fibrineux qui se forme dans le sang après la sortie des vaisseaux, et l'étude de ce réseau fibrineux a été faite d'une façon minutieuse et approfondie par M. Hayem (1), qui montra tout le parti qu'on en pouvait tirer pour le diagnostic. Mais ce nouveau mode d'investigation sur lequel son auteur se borna à appeler l'attention,

(1) Hayem. *Du sang et de ses modifications anatomiques.* Paris, 1889.

sans chercher à donner à sa découverte le retentissement qu'elle méritait, fut quelque peu oublié depuis et il était nécessaire que les élèves de M. Hayem le remissent en lumière.

MM. Marfan (1) et Rosenthal (2) eurent le mérite de montrer le grand parti qu'il était possible de tirer du fibrine-diagnostic dans beaucoup de cas délicats de la pathologie infantile. Nous pensons, pour notre part, que le désir très légitime de généraliser un mode d'investigation injustement négligé a conduit notre collègue et ami Rosenthal à déprécier d'une façon exagérée la valeur du séro-diagnostic dans la fièvre typhoïde de l'enfant ; nous avons montré précédemment comme quoi nos recherches, dont les résultats concordent d'ailleurs avec ceux de la plupart des auteurs qui se sont occupés de la question, ne nous permettent pas d'admettre ses conclusions pour ce qui est de la valeur et de la date d'apparition de la réaction agglutinante ; nous n'en pensons pas moins que le fibrine-diagnostic peut, sans être mis en parallèle avec une réaction dont il n'a ni la constance ni la spécificité, rendre dans la pratique des services très précieux.

Le fibrine-diagnostic a pour lui, en effet, la simplicité de sa technique, et il a le grand avantage de donner des résultats à une période de la fièvre typhoïde où la séro-réaction n'apparaît généralement pas encore.

Pour pratiquer le fibrine-diagnostic, il n'est besoin que d'une lamelle bien plane (on utilise généralement celles de

(1) MARFAN. *Semaine médicale*, 24 janvier 1900.

(2) ROSENTHAL. Fibrine-diagnostic et séro-diagnostic. *Bull. Soc. de pédiatrie*, mars 1900.

l'hématimètre de Hayem) et d'une lame de verre creusée d'une rigole circulaire isolant en son milieu un petit disque dont la surface se trouve à un niveau un peu inférieur au niveau du reste de la lame.

De cette disposition de la lame il résulte que la goutte de sang déposée en son milieu peut s'étaler en couche mince sans rester au contact de l'air.

La lame et la lamelle ayant été nettoyées à l'éther et essuyées avec soin, le bord externe de la rigole est enduit d'un peu de vaseline destinée à amener l'adhérence de la lamelle.

On recueille alors le sang par piqûre, de préférence au niveau de la pulpe du pouce préalablement lavé avec un tampon trempé dans un peu d'alcool ou d'éther.

Le bistouri ou la lancette sont superflus pour la piqûre, ils ont le défaut d'inspirer d'inutiles inquiétudes au petit malade et à son entourage, et mieux vaut se servir d'une simple aiguille flambée dont la piqûre sera à peine sentie, pour peu qu'on ait soin de comprimer un peu au préalable l'extrémité du doigt. La goutte de sang doit être recueillie aussi vite que possible sur le disque central de la lame à rigole ; elle ne doit guère avoir plus de un à deux millim. de diamètre. On recouvre immédiatement avec la lamelle sur laquelle on presse avec soin au niveau des angles pour obtenir une adhérence aussi complète que possible et l'étalement de la goutte de sang ; on peut alors porter la préparation sous le microscope et suivre l'apparition de la réaction, ou bien on la dépose à plat dans une boîte et on la transporte en évitant le plus possible de l'agiter jusqu'au laboratoire où era fait l'examen. Celui-ci peut, en effet, nous l'avons constaté maintes fois, être pratiqué avec succès même après plusieurs heures, ce qui contribue du reste à donner au procédé une grande valeur pratique.

En tout cas, l'étude de la préparation peut être faite avec un objectif nos VI à VII, la réaction n'étant bien visible qu'avec un grossissement d'environ 300 diamètres.

Dans les affections phlegmasiques dont le type est la pneumonie fibrineuse, on voit au bout de quelques minutes, entre les piles formées par les hématies, se former un réticulum qui occupe tous les espaces interglobulaires et qui est formé de fibrilles épaisses auxquelles on peut souvent discerner un double contour. De plus, nous verrons l'importance de ce fait, on constate dans le champ de l'objectif un nombre anormal de leucocytes que leurs dimensions et leur réfringence particulière permettent de distinguer facilement, surtout si l'on a soin de faire varier légèrement la position de la vis micrométrique.

Dans l'embarras gastrique, la grippe, la méningite cérébro-spinale, dans toutes les infections à streptocoques il existe un réseau fibrineux. Dans la fièvre typhoïde, au contraire, et dans les pyrexies en général (fièvres éruptives, granulie), le réseau fibrineux est totalement absent ou, du moins, réduit à des fibrilles très ténues occupant principalement les plus petites des lacunes interglobulaires, et les leucocytes sont rares dans le champ de la préparation.

On comprend tout le parti qu'il est possible de tirer d'une pareille réaction lorsqu'elle est nette pour le diagnostic précoce de la fièvre typhoïde. Nous avons déjà insisté sur les difficultés qu'il y avait, dans beaucoup de circonstances, à différencier chez l'enfant la pneumonie et la dothiénentérie.

Or la fibrine-réaction pneumonique avec son réseau phlegmasique accentué et son hyperleucocytose manifeste permet, dans la plupart des cas, de sortir d'embarras. Il nous est arrivé plusieurs fois d'affirmer la pneumonie à la seule inspection d'une préparation de sang frais et de vérifier notre diagnostic par une auscultation minutieuse qui décelait des signes physiques, très localisés, passés inaperçus lors d'un premier examen.

Chez un enfant de 12 ans, envoyé à l'hôpital dans un état de collapsus accentué, avec diagnostic de fièvre typhoïde, nous avons pu, en raison de la production d'un réseau fibrineux accentué avec hyperleucocytose, éliminer l'hypothèse de fièvre typhoïde et conclure à l'existence d'une affection inflammatoire qui ne pouvait guère être qu'une appendicite, hypothèse que la nécropsie ne tarda pas à vérifier.

Dans un certain nombre de cas, soit par le fibrine-diagnostic seul, soit en combinant ce procédé au séro-diagnostic, nous avons pu porter avec probabilité le diagnostic d'embarras gastrique. Cependant il ne faut pas oublier que, si l'absence à peu près complète de réseau fibrineux dans le cours d'une affection hautement fébrile est un argument puissant en faveur de sa nature éberthienne, la fièvre typhoïde peut exister avec un réseau fibrineux atténué mais net. Pour avoir négligé ce fait il nous est arrivé au début de nos recherches, d'éliminer la fièvre typhoïde dans un cas qui ne tarda pas à revêtir la forme d'une dothiénentérie typique avec agglutination caractéristique. Dans ce cas, il existait un réseau fibrineux assez marqué, sans hyperleucocytose notable, il est vrai, et cependant un examen attentif ne nous permît de déceler aucune complication inflammatoire ; d'autre part, les phénomènes intestinaux étaient peu prononcés.

Depuis nous avons, dans plusieurs cas de fièvre typhoïde, retrouvé, en l'absence de complications, le réseau phlegmasique atténué, et bien nous en a pris d'attendre pour nous prononcer que le séro-diagnostic eut donné des résultats positifs.

Il n'en est pas moins vrai que si, dans beaucoup de cas, le fibrine-diagnostic peut autoriser à porter un diagnostic assez ferme, il est des cas intermédiaires où l'on reste dans le doute.

De plus, si la fibrine-réaction diffère dans la fièvre typhoïde de ce qu'elle est dans la pneumonie, dans l'embarras gastrique, la grippe, la méningite cérébro-spinale, l'appendicite, elle présente des caractères très analogues dans la tuberculose. Or, ce cas est un des plus fréquents dans la pratique, et en l'absence de signes cliniques caractéristiques, c'est encore le séro-diagnostic qui restera la méthode de choix.

Mais le fibrine-diagnostic n'en demeure pas moins un procédé d'une très grande valeur, et en l'employant systématiquement et concurremment avec le séro-diagnostic dans toutes les affections fébriles de nature douteuse auxquels on peut avoir affaire chez l'enfant, on verra réduits à un petit nombre les cas impossibles à déterminer.

CHAPITRE XII

La leucocytose dans la fièvre typhoïde.

Nous ne dirons que peu de mots de la formule leucocytaire de la fièvre typhoïde qui, chez l'adulte tout au moins, a donné lieu à un grand nombre de travaux dont les résultats sont loin de concorder.

Après Virchow, Golgi et Hoffmann, MM. Brouardel et Thoinot (1) admettent une hyperleucocytose qui décroîtrait subitement vers le 8ᵉ ou 9ᵉ jour. Pour Stiénon, au contraire, ce serait surtout vers la fin de la maladie et d'une façon inconstante que le nombre des leucocytes serait supérieur à la normale.

D'après Chantemesse (2) et Paul Courmont (3), au contraire, et c'est l'opinion qui semble bien établie à l'heure actuelle, la fièvre typhoïde s'accompagne généralement d'hyperleucocytose. Cette hyperleucocytose, qui est légère dans les formes bénignes, plus accentuée, au contraire, dans les formes graves, irait en augmentant,

(1) BROUARDEL et THOINOT. Art. Fièvre typhoïde, dans le *Traité de médecine et de thérapeutique*, 1895.

(2) CHANTEMESSE. Art. Fièvre typhoïde, dans le *Traité de médecine*, 1899.

(3) PAUL COURMONT et BARBAROUX. Leucocytose et polynucléaires de la fièvre typhoïde. *Journal de physiologie et de pathologie générale*, 1900, n° 4.

PAUL COURMONT. Signification des courbes leucocytaires chez les typhiques. *Ibid.*

d'après Chantemesse, à partir de la première semaine et continuerait à croître à mesure que la maladie progresse, sauf en cas de complication inflammatoire. Le retour de la leucocytose au chiffre normal se ferait attendre parfois plusieurs mois.

D'après Paul Courmont, on observerait très fréquemment vers la fin de la période d'état ou à la défervescence un relèvement de la courbe leucocytaire, qui tantôt n'atteindrait pas le niveau normal, tantôt le dépasserait, puis redescendrait pendant une période plus ou moins longue de la convalescence.

Si maintenant nous étudions non plus seulement les variations quantitatives, mais aussi les variations qualitatives de la leucocytose, nous voyons que MM. Chantemesse et Millet, d'une part, et Paul Courmont, d'autre part, sont d'accord pour admettre qu'à la période initiale la proportion relative des polynucléaires augmente, l'hypoleucocytose se faisant surtout aux dépens des lymphocytes. Plus tard, au contraire, la diminution porterait sur'out sur les polynucléaires. Cette hypopolynucléose dont le maximum coïnciderait avec les premiers jours de l'apyrexie serait, d'après Courmont, remarquablement constante dans les formes moyennes et aurait une bonne signification pronostique, sans pouvoir cependant rassurer sur l'éventualité d'une rechute.

Mais, en définitive, on ne saurait trouver, dans l'examen qualitatif de la leucocytose, des renseignements analogues à ceux que MM. Courmont et Montagard (1), et

(1) Jules Courmont et Montagard. La leucocytose de la variole. *Journal de physiologie et de pathologie générale*, 15 juillet 1900.

notre collègue et ami Émile Weil (1) ont presque simultanément montré qu'on pouvait obtenir dans la variole par des préparations de sang sec.

Dans la pratique, seules les variations quantitatives de la leucocytose peuvent acquérir une importance daignostique.

D'ailleurs, ces variations quantitatives, lorsqu'on ne pourra recourir à l'hématimètre, d'un emploi peu aisé en dehors de l'hôpital, seront, ainsi que nous l'avons fait remarquer précédemment, évaluées assez approximativement par l'examen du sang frais au cours du fibrinediagnostic.

(1) Émile Weil. La leucocytose variolique. *C.R. Soc. de biologie*, 23 juin 1900.

OBSERVATIONS

A. — Malades atteints de fièvre typhoïde cliniquement incontestable entrés à l'hôpital avant le 10e jour de leur maladie.

Obs. I. — Denis L..., 12 ans et demi, entre le 29 septembre, salle Lugol, lit n° 5. Début il y a sept jours, par des vomissements, de la céphalée; la diarrhée n'a existé que pendant deux jours. Pas d'épistaxis. La température oscille entre 39° et 40°.

S.-R. positive 1/25 au 8e jour.

11 octobre. La température qui ne s'était pas encore abaissée au-dessous de 39° est descendue à 38°,2.

Le 30. Malade apyrétique depuis douze jours après défervescence en lysis. Malade sorti guéri de l'hôpital.

Obs. II. — René D..., 13 ans, entre le 29 septembre, salle Lugol, lit n° 35. Début il y a huit jours, par vomissements, diarrhée. Il existe du délire, de l'insomnie, de la bronchite ; la température oscille aux environs de 39°.

S.-R. positive 1/25 au 9e jour.

11 octobre. L'apyrexie dure depuis trois jours après évolution normale de la fièvre typhoïde.

Le 30. La température est remontée le 16, après huit jours d'apyrexie et le malade fait actuellement une rechute.

L'enfant, guéri de sa rechute, est sorti de l'hôpital le 18 novembre.

Obs. III. — Suzanne V..., 8 ans, entre le 5 octobre salle Barrier, n° 1.

Température 40°. Taches rosées lenticulaires apparaissent le lendemain de l'entrée.

S.-R. **positive** 1/30, très accusée (**6e jour**).

Il s'agissait d'une fièvre typhoïde à évolution rapide mais très normale. L'enfant, apyrétique dès le 11 octobre, a quitté l'hôpital le 11 novembre.

OBS. IV. - Eugénie L..., 5 ans, entre le 5 octobre salle Bouvier.

Elle a été prise quatre jours auparavant de céphalée, de fièvre, de vomissements. Constipation, pas d'épistaxis.

S.-R. 1/30 **positive** et très accusée (**6e jour**).

Évolution ultérieure très caractéristique. Diarrhée, taches rosées, mégalosplénie, bronchite légère. Pouls à 140. La température oscille entre 39° et 40°.

Le 15 octobre, nombreux râles sous-crépitants.

Phénomènes méningitiques : mouvements cloniques des membres et de la tête, strabisme léger.

La malade, après une défervescence en lysis, est demeurée apyrétique depuis le 20 octobre.

OBS. V. — Suzanne P..., 8 ans, entre le 9 octobre, salle Bouvier, n° 4.

Depuis cinq jours elle présente de la fièvre, des vomissements, des épistaxis, du délire.

Le père est tuberculeux, 8 frères ou sœurs sont morts de méningite.

S.-R. **Négative** au **6e jour** 1/30.

Positive au **9e jour** 1/30.

30 octobre. Après une évolution régulière de sa fièvre typhoïde, l'enfant fait actuellement une rechute.

26 novembre. Enfant actuellement guérie.

OBS. VI. Athanase C..., 12 ans, entre le 8 octobre, salle Lugol, n° 6.

Début quatre jours auparavant par des vomissements, du mal de tête, de la toux.

Constipation, pas d'épistaxis.

F.-D. Donne réseau fibrineux atténué.

S.-D. 1/30 **négatif** (suivi seulement une heure) **4e jour.**

S.-R. Au **8e jour positive** 1/30, mais peu accusée.

S.-R. Au **13e jour positif** à 1/10 ; **négatif** à 1/30 **après 2 heures.**

Il s'agissait cependant d'une fièvre typhoïde certaine avec taches rosées et courbe thermique caractéristique.

Apyrexie à dater du 18 octobre.

Obs. VII. — Valentine A..., 8 ans et demi, entrée le 11 octobre salle Blache, n° 1.

Au 7e jour d'une fièvre typhoïde cliniquement incontestable.

S.-R. **positive** et très accusée (**7e jour**).

Sortie guérie de l'hôpital le 31 octobre.

Obs. VIII. — M..., 26 mois, entre le 10 octobre, salle Lugol, lit n° 14, il est malade depuis huit jours, ainsi que ses deux sœurs ; fièvre, constipation.

S.-R. 1/30 **positive** et très accusée (**9e jour**).

Évolution très régulière sans prostration et presque sans autre symptôme que la fièvre.

Sorti guéri le 27 octobre.

Obs. IX. — Marie M..., sœur du précédent, 5 ans, entre salle Triboulet, le même jour (10 octobre), lit n° 9, malade depuis huit jours également.

S.-R. 1/30 **positive** et très accusée (**9e jour**).

Sortie guérie le 25 octobre.

Obs. X. — Marcelle M..., 6 ans, sœur aussi des précédents, entre le 15 octobre, salle Triboulet, lit n° 11.

Elle est malade depuis cinq jours.

Diarrhée, céphalée, fièvre élevée.

S.-R. 1/30 **positive** et très accusée (**6e jour**).

Il s'agissait d'une forme grave, avec hyperpyrexie, qui s'est terminée par la mort le 26 octobre.

Autopsie. — Ulcérations de l'intestin grêle allant jusqu'à la séreuse mais sans perforations; cœur, poumons et cerveau sans altérations macroscopiques.

Obs. XI. — Jeanne B..., 14 ans, entre le 11 octobre, salle Blache, n° 5.

Elle est au huitième jour de sa maladie, se plaint de céphalée et de mal de gorge ; vomissements, diarrhée avec ventre ballonné.

S.-R. 1/30 **positive**, amas net après une heure (**8e jour**).

Il s'agissait en ce cas d'une forme moyenne. La malade sortit guérie le 8 novembre.

Obs. XII. — Charles B..., 11 ans et demi, entre le 11 octobre, salle Barrier, lit n° 20.

Il est malade depuis sept jours, T. 40, céphalée, douleurs abdominales, diarrhée, vomissements, épistaxis.

S.-R. 1/30 **positive** et très prononcée (**7e jour**).

13 octobre. Constatation de taches rosées.

Température du soir oscille aux environs de 39°.

Ultérieurement, défervescence en lysis et à partir du 18 octobre, apyrexie définitive. Malade sorti guéri le 4 novembre.

Obs. XIII. — Charles W..., 5 ans, entre le 13 octobre, salle Lugol, lit n° 31.

Il est au quatrième jour sa maladie dont le début a été brusque. Il accuse de l'angine, de la céphalée, des douleurs abdominales. Pas de diarrhée ni de phénomènes thoraciques. Épistaxis. Insomnie et agitation.

S.-R. 1/30 **positive.**

Ultérieurement, évolution régulière ; descente en lysis de la courbe thermique, qui est revenue à 37° le 22 octobre. Malade sorti guéri le 14 novembre.

OBS. XIV. — Renée M.., 7 ans et demi, entre le 15 octobre, salle Blache, lit n° 23.

Début il y a six jours, céphalée, vomissements et diarrhée. T. 39°,5.

S.-R. 1/30 **positive** et très accusée (7e **jour**).

Évolution caractéristique; taches rosées, diarrhée, ballonnement du ventre, grosse rate, céphalée intense avec délire. Apyrexie à dater du 6 novembre; le 11, la malade ayant pris un potage, la température remonte à 39°. Actuellement rechute en cours d'évolution.

Le 26. La malade va beaucoup mieux mais n'est pas encore complètement apyrétique.

OBS. XV. — Alexandre B..., 12 ans et demi, entre le 16 octobre, salle Archambault, lit n° 5.

Il est malade depuis une semaine et alité depuis deux jours. Température 39°,5, céphalée, diarrhée (depuis une purgation), quelques taches rosées; grosse rate.

S.-R. **positive** 1/30, très marquée (8e **jour**).

Évolution normale et défervescence en lysis. Apyrétique à partir du 24 octobre; le 4 novembre, ascension fébrile et ébauche de rechute, mais la température redescend au bout de trois jours.

Enfant actuellement bien portant.

OBS. XVI. — Léon B..., 9 ans, entre le 15 octobre, salle Archambault, lit n° 17.

Il a été pris, il y a huit jours, de céphalée, d'anorexie, de bourdonnements d'oreille. Vomissements. Signe de Kernig, grosse rate.

S.-R. **positive** et très accusée 1/30 (8e **jour**).

Enfant mort le 28 octobre.

OBS. XVII. — René L...., 6 ans et demi, entre le 18 octobre, salle Lugol, n° 6.

Il est malade seulement depuis la veille.

Le fibrine-diagnostic donne un réseau phlegmatique atténué.

S.-R. **négative** 1/30 (**2e jour**).

S.-R. **positive** 1/30 (**9e jour**) (réaction faible).

Fièvre typhoïde très typique avec taches rosées (éruption confluente). Malade apyrétique depuis le 2 novembre après descente en lysis de la courbe thermique. Enfant sorti guéri le 10 novembre.

OBS. XVIII. — Jeanne G..., 13 ans, entre le 20 octobre, salle Triboulet, lit n° 5.

Alitée depuis huit jours. La température oscille entre 38° et 39°. Vomissements, céphalée et diarrhée.

S.-R. **positive** mais faible 1/30 (**8e jour**).

Le 21. Température du soir 39°.

Les 22 et 23. Température du soir 38°,0.

Le 24. Température du soir 38°,2.

La température s'élève encore à 38° pendant trois jours consécutifs, puis redescend à la normale.

Enfant actuellement bien portante, malgré un degré d'anémie accentué qui, d'ailleurs, existait déjà avant la maladie.

OBS. XIX. — Paul C..., 10 ans, entre le 22 octobre, salle Barrier, n° 7.

Il est malade depuis quatre jours, présente de l'insomnie, du délire, de la céphalalgie et de la diarrhée.

Température, 40°. Ventre ballonné sans taches rosées.

Le 23. — *Diazo-réaction* **négative**.

S.-R. **positive** très marquée, 1/30 (**5e jour**).

Le 27. Pouls dicrote, la température oscille régulièrement entre 39°,6 et 40°,3.

Le 29. Pour la première fois, descente de la température du soir au-dessous de 40°.

Depuis, la défervescence s'est faite en lysis et le malade est sorti guéri de l'hôpital.

Obs. XX. — Charles G..., 8 ans, entre le 30 octobre, salle Archambault, où son frère est soigné depuis deux jours pour une fièvre typhoïde.

Lui-même est malade depuis deux jours. Diarrhée, abattement langue saburrale.

S.-R. **positive**, 1/30 (3e ou 4e **jour**).

2 novembre. Ventre ballonné, pas de taches rosées, rate perceptible au palper.

Évolution normale. Enfant apyrétique depuis le *14 novembre*.

Obs. XXI. — Noël G..., frère du précédent, entre le 28 octobre, salle Archambault, avec de la fièvre et des phénomènes méningitiques (signe de Kernig, délire, raideur de la nuque).

S.-R. **positive**, 1/30 (9e **jour**).

Il s'agissait d'une forme grave qui est encore en évolution et qui s'est compliquée d'une otite double et d'ulcérations cutanées.

26 novembre. La température du malade atteint encore 39° ; il existe de la parotidite du côté droit. L'état général est cependant très amélioré.

Obs. XXII. — Geneviève P..., 10 ans et demi, entre le 31 octobre, salle Triboulet, n° 2.

Elle est au 5e jour de sa maladie qui a débuté par un point de côté, de la céphalée, de la diarrhée.

Température, 40°.

S.-R. **positive**, 1/30 (5e **jour**).

Fièvre typhoïde très bénigne ; malgré la température qui jusqu'au 10 novembre oscille entre 38°,5 et 40°, l'enfant est la plupart du temps assise sur son lit, s'intéressant à tout ce qui se passe dans la salle.

Défervescence en lysis entre le 10 et le 14 novembre. Malade convalescente.

Obs. XXIII. — Victorine B..., 4 ans, entre le 31 octobre, salle Triboulet, lit n°. 15.

Elle tousse depuis huit jours, a eu des épistaxis. Pas de diarrhée. Température, 40°. Éruption de taches rosées lenticulaires.

S.-R. postive, 1/30 (8e jour).

Malade guérie après défervescence en lysis d'une remarquable régularité.

Obs. XXIV. — C..., 3 ans, entre le 26 octobre, salle Archambault, lit n° 20.

L'enfant, malade depuis une semaine, présente de la fièvre, du délire, de la diarrhée. Il existe des taches rosées.

S.-R. négative (8e jour); positive à 1/30 **deux jours après,** réaction faiblement accusée.

13 novembre. Enfant apyrétique après descente en lysis de la courbe thermique.

Obs. XXV. — Georges M..., entre le 18 novembre, salle Lugol, lit n° 6.

Il n'est malade que depuis trois jours. La température est de 38°,8, le soir. Diarrhée ocreuse fétide. Température du soir les jours suivants, 37°,8, 37°,4, 38°,2.

S.-R. positive (1/30 **3e ou 4e jour);** depuis le malade reste apyrétique; malgré le peu de durée de l'affection il semble bien s'être agi d'une infection éberthienne atténuée.

Obs. XXVI (cas intérieur). — Gaston H..., 3 ans et demi, à l'hôpital, salle Lugol, lit 22, depuis le 17 octobre; a été opéré le 25 octobre pour une pleurésie purulente à pneumocoques.

Le 18 novembre, l'enfant jusque-là sans fièvre depuis 3 semaines, présente une température de 39°. Depuis, la température oscille autour de ce point sans rémissions matinales. Le drain, qui a été remis en place au moment de l'ascension de la température, donne lieu à un écoulement séro-purulent presque nul.

S.-R. positive à 1/30 au **7e jour.**

8 décembre. Enfant actuellement guéri; apyrétique depuis 5 jours.

Obs. XXVII. (Communiquée par M. Tollemer.) — J. W..., 13 ans ; mal à l'aise depuis quelques jours, l'enfant, qui va encore au lycée, est pris de fièvre le 9 novembre et de céphalée accentuée ; le 10, la température monte le soir à 39°,8 ; le 11 novembre, elle dépasse 40°.

S.-R. 1/30 le 4e jour, réaction très accusée, les taches rosées apparaissaient le 14 novembre (6e jour de la maladie), il s'en produit encore le 20.

Évolution normale : 5 à 6 selles par jour. Température à 38°, le 20 novembre.

D. — Malade atteinte de fièvre typhoïde cliniquement prouvée chez laquelle la séro-réaction fut retardée et à peine marquée à 1/30.

Obs. XXVIII. — Yvonne T..., 2 ans, entrée le 21 octobre, salle Bouvier, n° 16.

Antécédents héréditaires. — Mère en traitement à Lariboisière pour une affection abdominale. Père atteint de bronchite chronique.

Antécédents personnels. — A eu en février dernier une broncho-pneumonie à la suite d'une rougeole.

Était malade depuis huit jours, lorsqu'elle entre à l'hopital. Elle tousse, a eu des vomissements et présente encore de la diarrhée.

La température le lendemain de l'entrée et les jours suivants oscille entre 38° et 39°,4.

C'est au 15e jour seulement, qu'en présence de taches rosées assez distinctes et de la fièvre persistante, on pratique la séro-réaction.

S.-R. **négative** 1/30, aucun amas après deux heures (**15e jour**).

2 novembre. La température ne descendant pas au-dessous de 38° la séro-réaction est recherchée de nouveau.

S.-R. douteuse (**20e jour**) 1/30 (aucun amas n'existait après 3 quarts d'heure et la réaction, qui parut positive après 22 heures, ne put être suivie dans l'intervalle).

La défervescence se fit en lysis et demeure normale depuis ce temps, sauf entre le 10 et le 23, époque à laquelle il y eut de la fièvre et quelques phénomènes grippaux.

C. — **Enfants qui furent examinés au point de vue de la séro-réaction un mois au moins après la défervescence.**

Obs. XXIX. — Marie P..., 8 ans, salle Triboulet, n° 5. Entrée le 8 septembre au huitième jour de sa fièvre typhoïde.

Apyrétique depuis le 10 septembre; sang examiné le 20 octobre.

S.-R. **positive** 1/30 (après **33 jours** d'apyrexie).

Obs. XXX. — Gabrielle S..., 14 ans, salle Triboulet, n° 6. Entrée le 11 août, malade depuis deux jours. Apyrétique depuis le 22 septembre.

S.-R. **positive** 1/30 (après **30 jours**).

Obs. XXXI. — Charlotte Ph..., 11 ans, salle Triboulet, n° 10 *bis*, entre le 12 septembre au neuvième jour de sa fièvre typhoïde; apyrexie définitive le 22 septembre.

S.-R. **positive** 1/30 (après **30 jours**).

Obs. XXXII. — Eugénie G..., 12 ans, salle Bouvier, 33; apyrétique depuis **38 jours**.

S. R **positive** 1/30.

Obs. XXXIII. — Marie S..., 14 ans, salle Bouvier, 35; apyrétique depuis **52 jours**.

S.-R. **positive** 1/30.

Obs. XXXIV. — Berthe M..., 14 ans, salle Bouvier, 40. Fièvre typhoïde grave. Apyrétique depuis **45 jours**.

S.-R. **positive** 1/30.

Obs. XXXV. — V..., 14 ans et demi, salle Triboulet. Entrée le

23 mai, sortie le 24 septembre ; a présenté, après sa fièvre typhoïde, de la paralysie des muscles de la région antéro-externe de la jambe.

Présentait encore au moment où elle fut revue, une paralysie partielle de l'extenseur du gros orteil du côté gauche.

S.-R. **négative** 1/50 (après **2 mois et demi** d'apyrexie).

Obs. XXXVI. — Germaine D..., 6 ans et demi, salle Triboulet. Entrée le 23 juin, sortie de l'hôpital le 20 août ; revue le 14 novembre après **3 mois** d'apyrexie.

S.-R. **négative** 1/30 et 1/50.

Obs. XXXVII. — L..., 13 ans et demi, salle Triboulet. Entrée le 10 juin, sortie le 13 août.

S.-R. **négative** 1/50 ; **positive** faiblement 1/20 après **3 mois et demi**.

Obs. XXXVIII. — Louise P..., 8 ans, salle Triboulet, entrée le le 6 juin, sortie le 6 août ; apyrétique depuis **4 mois** au moment de l'examen.

S.-R. **positive** faiblement 1/30 et 1/50.

Obs. XXXIX. — Madeleine D..., 12 ans, salle Triboulet ; fièvre typhoïde peu intense ; rechute ; entrée le 28 février, sortie le 7 mai.

Revue après **7 mois** d'apyrexie.

S.-R. **positive** faiblement 1/38 et 1/50.

Obs. XL. — Rob..., 14 ans et demi, entrée salle Triboulet, le 16 mars, sortie le 23 avril.

L'apyrexie date de **7 mois**.

S.-R. **nulle** à 1/30 et 1/50.

Obs. XLI. — Camille L..., 12 ans, soigné il y a 10 mois pour une fièvre typhoïde, salle Archambault.

S. R. **négative** à 1/30.

D. — Association de fièvre typhoïde et de tuberculose.

Obs. XLII. — Émilie L..., 6 ans, entre le 5 juillet à l'hôpital Trousseau, salle Triboulet, n° 8.

Elle est malade depuis une huitaine de jours, se plaint de souffrir du ventre et de la tête. Elle a de la constipation, a eu des vomissements et du délire.

Antécédents. — Rougeole à l'âge de 4 mois.

Lupus de la joue et ostéite tuberculeuse du cubitus dont on constate les cicatrices.

L'enfant, à son entrée à l'hôpital, présente une température qui oscille entre 39 et 40°, le pouls est à 132. Il n'existe ni céphalée, ni délire actuellement ; en revanche, l'enfant tousse et l'auscultation révèle au sommet gauche l'existence d'un foyer de râles sous-crépitants.

Râles sous-crépitants abondants au sommet gauche.

Le 10 juillet. Respiration soufflante à la partie moyenne du poumon droit, en arrière. La température est irrégulière ; elle est descendue le 7 à 38°,6 et ce matin à 38°,1. Cette irrégularité de la courbe thermique, l'hyperesthésie qui semble manifeste et les antécédents de la malade font admettre le diagnostic de granulie.

Le 12. *Séro-diagnostic* positif à 1/30.

Le 16. On a pu constater l'existence de taches rosées le lendemain du jour où le séro-diagnostic a été pratiqué.

Actuellement, on trouve des râles sous-crépitants dans les deux poumons. Il existe même du souffle et du gargouillement à la partie moyenne du poumon droit.

L'enfant quitte l'hôpital le 2 août. Elle est apyrétique depuis le 20 juillet et son état général s'est considérablement amélioré, malgré la persistance des mêmes signes d'auscultation.

Le 15 octobre. L'enfant a considérablement engraissé, son état général est aussi satisfaisant que possible. Il existe cependant au niveau du poumon droit des râles sous-crépitants et de la matité. Il existe également des râles sous-crépitants au sommet gauche.

7 novembre. Persistance des râles sous-crépitants accusés surtout au sommet gauche.

S. R. nulle à 1/30 (aucun amas, même après vingt-quatre heures).

(A 1/10, ébauche d'agglutination, mais les amas formés après trois quarts d'heure environ restent peu considérables, même après vingt-quatre heures.)

Le 21 novembre. Persistance au sommet gauche des craquements humides.

L'appétit est demeuré bon et l'état général est très satisfaisant.

Obs. XLIII. — Y..., entre le 3 octobre, salle Archambault, lit n° 11.

L'enfant a été soigné récemment dans le service de M. Kirmisson pour un abcès froid costal qui n'est pas encore guéri.

Il présente une température élevée, un état typhoïde peu prononcé.

On ne distingue pas de taches rosées nettes et la prédominance des signes de bronchite aux sommets des poumons, l'irrégularité de la courbe thermique et la présence d'un abcès froid costal rendent probable le diagnostic de tuberculose aiguë.

La séro-réaction est pratiquée le 5 octobre à 1/30. Elle semble **positive**, bien que faible (après 1 h. 40, les amas formés demeurent peu volumineux et beaucoup de bacilles restent mobiles).

Le 8. La séro-réaction est recherchée de nouveau avec le même résultat et nous concluons à la fièvre typhoïde.

L'évolution ultérieure de la maladie nous a donné raison. Le 9 octobre, la température est tombée à 37° et le 25 octobre l'enfant est sorti de l'hôpital guéri de sa fièvre typhoïde.

Obs. XLIV. — Georges F..., 13 ans, entre le 11 septembre, salle Archambault, lit n° 11.

Antécédents héréditaires. — Père et mère morts tuberculeux.

Un oncle et deux tantes également bacillaires.

Antécédents personnels. — Le malade a eu une bronchite il y a 2 ans, et depuis il tousse continuellement. Il a été atteint également d'une otite actuellement guérie.

État actuel, 11 septembre. — L'enfant entre à l'hôpital après des hémoptysies; il présente de l'amaigrissement, des sueurs nocturnes, de la céphalée.

L'auscultation révèle l'existence d'une tuberculose du sommet droit.

(Matité, râles sibilants et craquements.)

Du 11 au 14 septembre, la température s'élève à 38° avec rémission matinales.

Le 15. La température monte à 39°,8, tuméfaction et rougeur de l'œil gauche faisant songer à un phlegmon de l'orbite. Rougeur du thorax et de l'abdomen. Au bout de trois jours, tous ces phénomènes ont disparu et la températures'abaisse.

Le 26. Nouvelle ascension de la température à 40°, rougeur du tronc disparaissant au bout de deux jours.

8 octobre. Nouvelle ascension fébrile avec rougeur de la face.

Le 20. Après une nouvelle période de calme et d'apyrexie, le malade est repris de rougeur intense de la face et du tronc. Pouls accéléré, température 40°,4, pas d'angine, mais à partir de ce jour, diarrhée fétide. Dix selles dans la journée du 20.

Le 22. Hémoptysie assez abondante dans la nuit. L'auscultation permet de constater des craquements dans la fosse sus-épineuse gauche. Température, 40°. Le malade est repris dans la journée d'une nouvelle hémoptysie et remplit un crachoir de sang.

Le 23. Râles plus nets à la partie moyenne du poumon gauche. Bien que la diarrhée persiste, on songe à une poussée aiguë de tuberculose.

Du 24 au 27, la température s'abaisse un peu.

Le 28. La diarrhée persiste et il y a des taches rosées sur le thorax et l'abdomen. Mais le malade tousse toujours beaucoup et

Il y a prédominance persistante à gauche des signes d'auscultation.

S.-R. **positive** nettement à 1/30.

Le 20. Râles plus gros et bien localisés à la base gauche.

Le 31. La diarrhée persiste. L'état général est le même.

2 novembre. Sibilances nombreuses dans tout le poumon. La diarrhée diminue.

Le 13. La température, depuis cinq jours, n'a pas dépassé 38°,8 et le matin elle reste entre 37° et 38°.

Le 23. La température, qui descend le matin à 37°, remonte chaque soir vers 39°.

S.-R. **positive** à 1/10.

A 1/30, amas insuffisants pour conclure à une réaction positive.

Au 26 novembre, le malade n'est pas encore apyrétique, mais son état général est très amélioré.

E. — Affections diagnostiquées par l'emploi combiné du fibrino-diagnostic et du séro-diagnostic.

Obs. XLV. — Fièvre éphémère.

Gaston F..., 7 ans, salle Lugol, lit n° 40.

Il s'agit d'un enfant soigné depuis quelque temps dans le service pour un eczéma impétigineux.

Le 23 octobre, le malade est pris de fièvre sans aucune localisation appréciable.

Le 25, la température, qui a atteint 40° et ne redescend pas, fait, en raison de la fréquence actuelle de la fièvre typhoïde, songer à cette affection.

Fibrine-diagnostic : *Réseau fibrineux abondant ; hyperleucocytose.*

Séro-diagnostic **négatif**, 1/30.

Nous concluons, en l'absence complète de phénomènes thoraciques, à un embarras gastrique et, le lendemain, nous assistons à une brusque défervescence.

Obs. XLVI. — Embarras gastrique.

Henri R..., 14 ans, entré le 8 octobre, lit 26, salle Barrier.

L'enfant a de la fièvre depuis une semaine, se plaint de douleurs dans les reins et de céphalée ; pas de diarrhée, mais anorexie marquée, langue saburrale. Signe de Kernig très net.

Le 9 octobre. S.-R. **négative**, 1/30. — F.-R. : *Réseau phlegmasique accentué, hyperleucocytose.*

Nous concluons à un embarrras gastrique, le signe de Kernig étant le seul phénomène qui puisse faire songer à une localisation méningée.

Un purgatif est administré au malade dont la température, tombée à la normale dès le lendemain, est demeurée à 37°. Le rétablissement a été presque immédiat.

Obs. XLVII. — Embarras gastrique.

Léonie A..., 8 ans, entre le 10 octobre, salle Trihoulet, lit n° 4.

L'enfant est malade depuis deux jours. Diarrhée, vomissements, céphalée. D'après la mère, il y aurait du délire, qu'une observation attentive n'a d'ailleurs jamais permis de constater. Température, 38°,5.

Le 10 octobre. S.-R. **négative**, 1/30. — F.-R. *Réseau phlegmasique accentué; hyperleucocytose.*

Le 11, c'est-à-dire le lendemain de l'entrée et au 3e ou 4e jour de la maladie, chute de la température à 37°,7.

Depuis, persistance de l'apyrexie malgré la reprise immédiate de l'alimentation.

Enfant sorti guéri de l'hôpital.

Obs. XLVIII. — Pneumonie.

Edmond P..., 4 ans et demi, entre le 20 octobre, salle Lugol, n° 10.

Il est malade depuis deux jours. Début par des vomissements; constipation. Température monte le soir à 40°.

Auscultation négative.

Le 22 octobre. F.-R. *Réseau phlegmasique; net hyperleucocytose.* — **S.-R. négative**, 1/30.

Défervescence brusque au 8ᵉ jour après évolution normale de la pneumonie dont le foyer a pu être découvert postérieurement à l'examen du sang.

Obs. XLIX. — Pneumonie.

Eugène M..., 6 ans, salle Lugol, n° 9.

Entre le 28 octobre, malade depuis quatre jours. Température, 40°. Le pouls est à 140. Prostration marquée. 28 respirations.

Une auscultation sommaire il est vrai, reste sans résultats.

F.-D. *permet de constater un réseau fibrineux très accentué avec hyperleucocytose.*

Ce n'est qu'ensuite qu'on découvre sous la clavicule droite un foyer localisé de râles crépitants.

Évolution normale de la pneumonie. Défervescence brusque au 7ᵉ jour.

Enfant sorti guéri de l'hôpital.

Obs. L. — Pneumonie migratrice ayant duré 19 jours.

Louis V..., 8 ans et demi, entre le 10 septembre 1900, salle Lugol, lit 37.

Début brusque par des frissons la veille de l'entrée. La température du soir atteint 39°,8. A l'examen, on trouve du souffle et des râles crépitants à la base gauche.

Les jours suivants, l'état général reste bon, mais le 1ᵉʳ octobre, c'est-à-dire après douze jours de maladie, la défervescence ne se faisant pas, nous cherchons le F.-D. et le S.-D.

S.-D. **négatif**, 1/30. — F.-D. nettement **positif**.

Numération des globules blancs donne 10,000.

5 octobre. L'état général reste excellent, l'enfant joue sur son

lit toute la journée. Le souffle et les râles fins se sont étendus à tout le poumon gauche, la température reste comprise entre 39° et 40°. Crachats rouillés.

5 octobre. S.-R. **négative**, 1/30.

Leucocytes : 14,000; expectoration sans caractères spéciaux.

Le 9. La température est tombée à 37°, mais après descente en lysis. Le souffle persiste à gauche dans toute l'étendue du poumon.

Enfant sorti guéri peu de temps après.

Obs. LI. — **Péritonite appendiculaire.**

Paulin G..., 10 ans, entre le 9 octobre, salle Archambault, lit n° 7.

Il est envoyé, après administration d'un purgatif, avec le diagnostic de fièvre typhoïde. Il n'est malade que depuis trois jours, mais son état est des plus précaires. Les yeux sont excavés, il y a des vomissements, de la cyanose, le pouls est petit. Température, 37°,6. Ventre ballonné, douloureux à la pression surtout à droite.

Le malade est montré à un chirurgien, et le même jour le sang est examiné.

9 octobre. F.-D. *Réseau phlegmasique avec hyperleucocytose très prononcée.* — S.-D. **négatif** à 1/30.

Le malade meurt dans la nuit du lendemain et l'autopsie permet de découvrir une péritonite généralisée d'origine appendiculaire.

CONCLUSIONS

I. — Le diagnostic clinique de la fièvre typhoïde, souvent très délicat chez l'adulte, est généralement plus malaisé encore à établir dans le jeune âge, en raison de l'inconstance des principaux symptômes et de la façon assez uniforme dont l'organisme infantile réagit au début de la plupart des maladies infectieuses aiguës.

II. — Le diagnostic clinique est à peu près impossible à établir dans la plupart des cas de fièvre typhoïde de la première enfance, si bien que la plupart du temps cette affection, d'ailleurs encore mal étudiée, passe inaperçue dans le cours des deux premières années de l'existence.

III. — L'évolution concomitante de diverses affections, et en particulier de la tuberculose chronique, rend les erreurs de diagnostic à peu près inévitables dans la plupart des cas si l'on n'a recours aux données du laboratoire.

IV. — Parmi les procédés de laboratoire, la recherche du bacille d'Eberth dans le sang de la circulation générale, qui ne donne de résultats qu'exceptionnellement, la ponction de la rate, qui n'est pas sans danger, et la recherche du bacille dans les selles, ne sauraient être utilisées dans la pratique courante.

V. — L'étude du syndrome urologique et la recherche de la diazo-réaction d'Ehrlich sont capables de fournir des données très utiles au diagnostic; mais leur valeur doit être considérée comme moindre que celle du séro-diagnostic et du fibrine-diagnostic.

VI. — La séro-réaction recherchée par nous dans plus de soixante cas de fièvre typhoïde infantile n'a été retardée et à peine indiquée que dans un cas où le diagnostic clinique de fièvre typhoïde semblait absolument certain.

Dans aucun des cas où le diagnostic clinique de fièvre typhoïde a pu être cliniquement écarté, nous n'avons trouvé la réaction agglutinante.

VII. — La séro-réaction recherchée par nous chez 27 enfants pendant les dix premiers jours de leur fièvre typhoïde est apparue constamment avant la fin de cette période, et elle a été constatée trois fois le troisième ou le quatrième jour.

La persistance de la séro-réaction, ainsi qu'il résulte de la plupart des recherches antérieures et de l'examen fait par nous de 14 enfants guéris depuis plus d'un mois, semble moins grande que chez l'adulte.

VIII. — La recherche du réseau fibrineux par l'examen extemporané d'une goutte de sang frais, au moyen de la cellule à rigole, sans pouvoir remplacer la méthode de Widal, dont elle n'a pas la spécificité, complète utilement et d'une façon précoce les données du séro-diagnostic; il est possible par le même procédé d'évaluer approximativement le degré de la leucocytose, et l'hypoleucocytose constitue un important facteur de probabilité pour le diagnostic de la dothiénentérie.

IX. — L'uro-diagnostic et la diazo-réaction, mais surtout la méthode de Widal et le fibrine-diagnostic méritent, par leur rapidité et leur simplicité, de devenir d'un emploi journalier dans la pratique courante.

AUTEURS CONSULTÉS

Achard. — Sur le séro-diagnostic de la fièvre typhoïde. *Bulletins et mémoires de la Société méd. des hôp.*, 21 juillet 1896, XIII, p. 649-657, et 4 décembre 1896.

— Séro-diagnostic rétrospectif de la fièvre typhoïde et séro-diagnostic retardé. *Bull. Soc. méd. des hôp.*, 9 avril 1897.

— Réaction agglutinante dans la fièvre typhoïde. *Soc. méd. des hôp.*, 7 mai 1897.

Barber. — The comparative value of the diazo-reaction and the blood serum test in the diagnosis of typhoid fever. *New-York med. Journ.*, 1898, vol. 67, LXVII, p. 533-536.

Bensaude. — *Le phénomène de l'agglutination des microbes et ses applications à la pathologie.* Th. Paris, 1897.

— Examen clinique du sang in *Manuel de diagnostic médical* (DEBOVE et ACHARD), 1900.

Brouardel et **Thoinot.** — *Traité de médecine et de thérapeutique*, t. I, article Fièvre typhoïde, 1895.

Cadet de Gassicourt. — *Traité clin. des mal. de l'enfance*, 1887, t. II.

Cassoute. — Fièvre typhoïde chez un enfant de deux mois ; séro-diagnostic et autopsie. *Bull. méd.*, 1898, XII, p. 913.

Chantemesse. — Art. Fièvre typhoïde du *Traité de médecine* (BOUCHARD et BRISSAUD), t. II, 1899.

Chantemesse et **Ramond.** — Méningite tuberculeuse ; séro-diagnostic positif. Coïncidence de tuberculose et de fièvre typhoïde. *Soc. méd. des hôpitaux*, 11 juin 1897.

Clerc (A.). — Le séro-diagnostic chez l'enfant. *Bull. Soc. de pédiatrie*, avril 1900.

Courmont (Paul). — 240 cas de séro-diagnostic chez les typhiques. *Presse médicale*, 30 janvier 1897.

— Nouvelles observations de courbes agglutinantes. *Presse méd.*, 5 janv. 1898.

— Courbes agglutinantes chez les typhiques ; application au séro-pronostic. *Revue de médecine*, avril et juin 1900.

— Signification des courbes leucocytaires chez les typhiques. Rapports avec le pouvoir agglutinant *Journ. de phys. et de pathol. gén.*, 15 juillet 1900, n° 4.

Courmont (Paul) et **Barbaroux.** — Leucocytose et polynucléaires dans la fièvre typhoïde. *Journal de phys. et de pathol. gén.*, 15 janvier 1900, n° 4.

Couture. — *La fièvre typhoïde de l'enfant et son séro-diagnostic.* Th. Paris, 1897.

Dieulafoy. — Sur le séro-diagnostic de la fièvre typhoïde. *Bull. Acad. de médecine*, 1896, 3e s., 366. 7-12.

Guillemin (J.-H.). — Contribution à l'étude de la diazo-réaction d'Ehrlich. *Bull. Soc. de biol.*, 26 janvier 1900.

Guinon (L.) et Meunier. — Du séro-diagnostic dans un cas de tuberculose aiguë et de fièvre typhoïde associées. *Soc. méd. des hôp.*, 2 avril 1897.

Hayem. — *Du sang et de ses modifications anatomiques*, 1889.

Haushalter. — Séro-diagnostic de la fièvre typhoïde. *Presse médicale*, 30 septembre 1896, p. 505.

Johnston (W.) et Taggart. — Obs. de la séro-réaction de la fièvre typhoïde et du choléra avec le sang desséché. *Presse méd.*, 1896, nº 104, p. CDLIV.

Kühnau. — Valeur clinique de l'examen bactériologique du sang dans les maladies infectieuses. *Zeitschr. für Hyg. u. Infectionskrank.*, 1897, vol. XXV, nº 3, p. 492. Analysé in *Sem. méd.*, 1897, p. 332.

Legry. — *Manuel de médecine*, tome VIII, 1897 (art. Fièvre typhoïde).

Lenoble. — *Caractères séméiologiques du caillot et du sérum.* Th. Paris, 1898.

Malvoz. — Agglutination par les substances chimiques. *Annales de l'Institut Pasteur*, 1897, p. 583.

Marfan. — Formes communes de la pneumonie infantile. *Semaine médicale*, 24 janvier 1900, p. 27.

— Article Fièvre typhoïde du *Traité des maladies de l'enfance*, 1897.

Nicolle et Halipré. — Longue persistance du pouvoir agglutinant dans le sérum typhique conservé à l'état liquide. *Bull. Soc. de biol.*, 2 février 1899.

Nobécourt et Bertherand. — *Bull. Soc. de pédiatrie*, octobre 1900.

Olimpio-Cozzolino. — Sur la valeur du séro-diagnostic dans la fièvre typhoïde des enfants. *La Pediatria*, 30 mars 1899 ; traduit dans le *J. de clin. et de thérap. infantiles*, 20 avril 1899.

Pamart (R.). — A propos des courbes de séro-réaction de la fièvre typhoïde. *Bull. Soc. de biol.*, 24 fév. 1899, p. 121.

Parmentier. — Séméiol. du sang. *Traité de méd. et de thér.*, t. VI, 1899.

Pfaundler. — *Jahrbuch für Kinderheilkunde*, L, p. 295, 1899.

Remy. — Contribution à l'étude de la fièvre typhoïde et de son bacille. *Annales de l'Institut Pasteur*, juillet 1900.

Rilliet et Barthez. — *Traité clin. et prat. des mal. des enfants*, 1843, t. II.

Rivoire. — *La fièvre typhoïde chez les enfants.* Th. Montpellier, 1898.

Robin (A.). — Séro-diagnostic de la fièvre typhoïde. *Bull. méd.*, 13 octobre 1897.

Rosenthal. — Séro-diagnostic et fibrine-diagnostic. *Bull. Soc. péd.*, mars 1900.

Santos (G.). — *Les récentes recherches sur l'agglutination des microbes.* Thèse Paris, 1900.

Simon (J.). — *Conférences thérapeutiques et cliniques sur les maladies des enfants*, 1887, t. II.

Widal. — Séro-diagnostic de la fièvre typhoïde. *Presse méd.*, 8 août 1896, p. 389.

Widal. — Séro-diagnostic de la fièvre typhoïde. *Congrès de Moscou*, août 1897.

Widal et Sicard. — La réaction agglutinante sur les bacilles morts. *Soc. de biol.*, 30 janvier 1897.

Widal et Sicard. — La mensuration du pouvoir agglutinant chez les typhiques. *Soc. de biol.*, 20 février 1897.

Widal et Sicard. — Étude sur le séro-diagnostic et sur la réaction agglutinante chez les typhiques. *Annales de l'Institut Pasteur*, mai 1897.

TABLE DES MATIÈRES

IMPRIMERIE A.-G. LEMALE, HAVRE

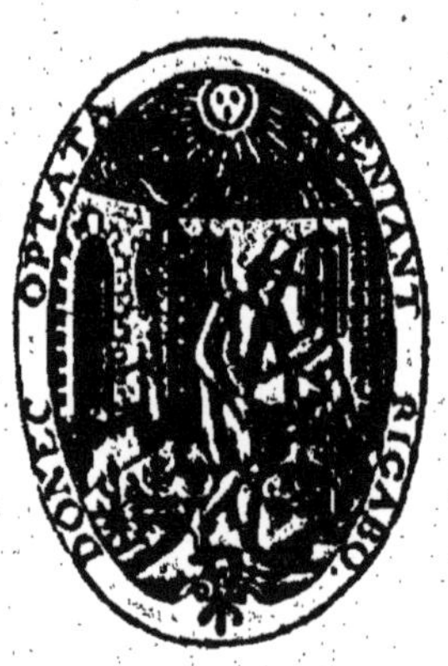

IMPRIMERIE A.-G. LEMALE, HAVRE

www.ingramcontent.com/pod-product-compliance
Ingram Content Group UK Ltd.
Pitfield, Milton Keynes, MK11 3LW, UK
UKHW020113240726
13926UKWH00011B/1216